中国工程院院士
是国家设立的工程科学技术方面的最高学术称号，为终身荣誉。

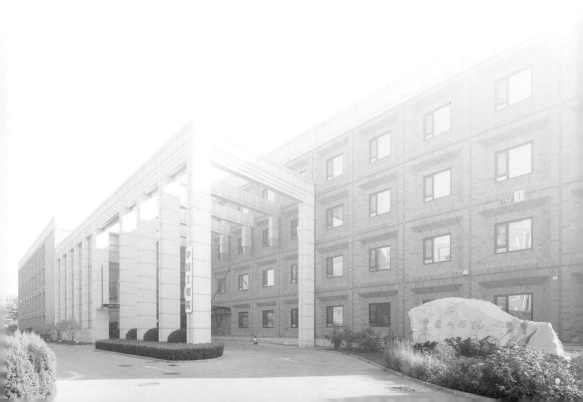

中国工程院院士传记

程莘农传

杨金生　王莹莹　著

人民卫生出版社
·北京·

图书在版编目（CIP）数据

程莘农传 / 中国工程院组织编写 . —北京：人民
卫生出版社，2021.8
（中国工程院院士传记）
ISBN 978-7-117-31913-3

Ⅰ. ①程… Ⅱ. ①中… Ⅲ. ①程莘农 - 传记 Ⅳ.
①K826.2

中国版本图书馆 CIP 数据核字（2021）第 156979 号

人卫智网	www.ipmph.com	医学教育、学术、考试、健康， 购书智慧智能综合服务平台
人卫官网	www.pmph.com	人卫官方资讯发布平台

中国工程院院士传记——程莘农传
Zhongguo Gongchengyuan Yuanshi Zhuanji——Chengxinnongzhuan

组织编写：中国工程院
出版发行：人民卫生出版社（中继线 010-59780011）
地　　址：北京市朝阳区潘家园南里 19 号
邮　　编：100021
E - mail：pmph @ pmph.com
购书热线：010-59787592　010-59787584　010-65264830
印　　刷：北京华联印刷有限公司
经　　销：新华书店
开　　本：710×1000　1/16　　印张：16　　插页：6
字　　数：208 千字
版　　次：2021 年 8 月第 1 版
印　　次：2021 年 8 月第 1 次印刷
标准书号：ISBN 978-7-117-31913-3
定　　价：96.00 元

打击盗版举报电话：**010-59787491　E-mail：WQ @ pmph.com**
质量问题联系电话：**010-59787234　E-mail：zhiliang @ pmph.com**

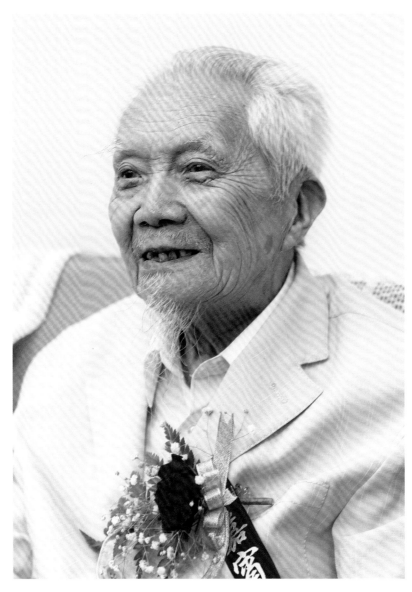

程莘农

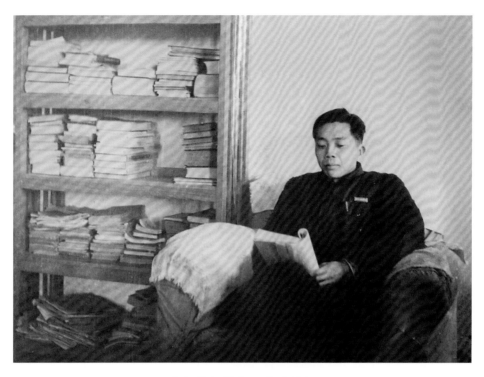

读书是程莘农一生的爱好

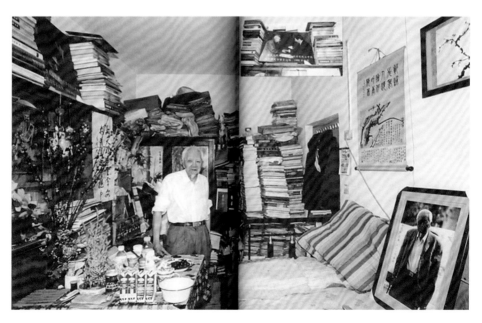

程莘农房间里的书已堆成了小山

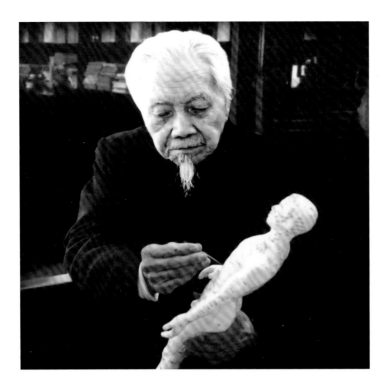

程莘农在针灸模型上进行示范

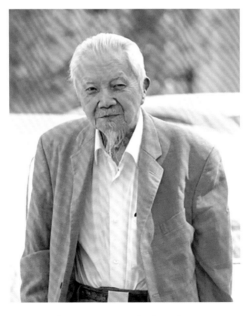

清晨六点准时出诊的老人

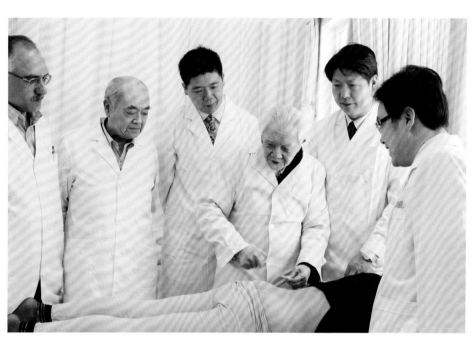

2009 年，年近 90 岁的程莘农仍坚持在临床一线进行带教工作，传承针刺手法

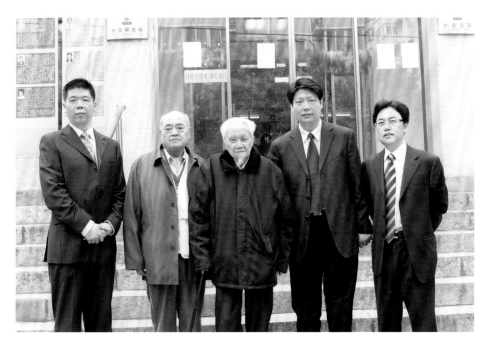

2009年，程莘农与弟子在中国中医科学院针灸医院门口合影（左一为孙程凯，左二为子程红锋，右二为传承博士后杨金生，右一为博士王宏才）

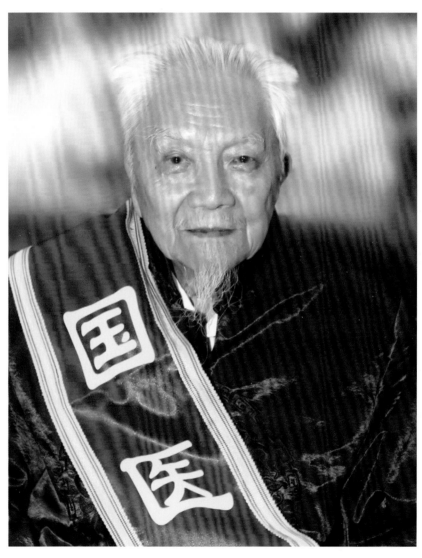

2009 年，程莘农荣获首批"国医大师"荣誉称号

中国工程院院士传记系列丛书

领导小组

顾　问：宋　健　徐匡迪　周　济

组　长：李晓红

副组长：陈左宁　蒋茂凝　邓秀新　辛广伟

成　员：陈建峰　陈永平　徐　进　唐海英　梁晓捷　黄海涛

编审委员会

主　任：陈左宁　蒋茂凝　邓秀新

副主任：陈鹏鸣　徐　进　陈永平

成　员：葛能全　唐海英　吴晓东　黎青山　赵　千　侯　春
　　　　陈姝婷

编撰出版办公室

主　任：赵　千

成　员：侯　春　徐　晖　张　健　方鹤婷　姬　学　高　祥
　　　　王爱红　宗玉生　张　松　王小文　张秉瑜　张文韬
　　　　聂淑琴

总　序

　　20世纪是中华民族千载难逢的伟大时代。千百万先烈前贤用鲜血和生命争得了百年巨变、民族复兴，推翻了帝制，抗击了外侮，建立了新中国，独立于世界，赢得了尊严，不再受辱。改革开放，经济腾飞，科教兴国，生产力大发展，告别了饥寒，实现了小康。工业化雷鸣电掣，现代化指日可待，巨潮洪流，不容阻抑。

　　忆百年前之清末，从慈禧太后到满朝文武开始感到科学技术的重要，办"洋务"，派留学，改教育。但时机瞬逝，清廷被辛亥革命推翻。五四运动，民情激昂，吁求"德、赛"升堂，民主治国，科教兴邦。接踵而来的，是14年抗日战争和3年解放战争。恃科学救国的青年学子，负笈留学或寒窗苦读，多数未遇机会，辜负了碧血丹心。

　　1928年6月9日，蔡元培主持建立了中国近代第一个国立综合科研机构——中央研究院，设理化实业研究所、地质研究所、社会科学研究所和观象台4个研究机构，标志着国家建制科研机构的诞生。20年后，1948年3月26日遴选出81位院士（理工53位，人文28位），几乎都是20世纪初留学海外、卓有成就的科学家。

　　中国科技事业的大发展是在中华人民共和国成立以后。1949年11月1日成立了中国科学院，郭沫若任院长。1950—1960年有2500多名留学海外的科学家、工程师回到祖国，成为大规模发展中国科技事业的第一批领导骨干。国家按计划向苏联、东欧各国派遣1.8万名各类科技人员留学，全都按期回国，成为建立科研和现代工业的骨干力量。高等学校从中华人民共和国成立初期的200所增加到600多所，年招生增至28万人。到21世纪初，高等学校有2263所，年招生

600 多万人,科技人力总资源量超过 5 000 万人,具有大学本科以上学历的科技人才达 1 600 万人,已接近最发达国家水平。

中华人民共和国成立 60 多年来,从一穷二白成长为科技大国。年产钢铁从 1949 年的 15 万吨到 2011 年的粗钢 6.8 亿吨、钢材 8.8 亿吨,几乎是 8 个最发达国家(G8)总产量的两倍,20 世纪 50 年代钢铁超英赶美的梦想终于成真。水泥年产 20 亿吨,超过全世界其他国家总产量。中国已是粮、棉、肉、蛋、水产、化肥等世界第一生产大国,保障了 13 亿人口的食品和穿衣安全。制造业、土木、水利、电力、交通、运输、电子通信、超级计算机等领域正迅速逼近世界前沿。"两弹一星"、高峡平湖、南水北调、高速公路、航空航天等伟大工程的成功实施,无可争议地表明了中国科技事业的进步。

党的十一届三中全会后,改革开放,全国工作转向以经济建设为中心。加速实现工业化是当务之急。大规模社会性基础设施建设、大科学工程、国防工程等是工业化社会的命脉,是数十年、上百年才能完成的任务。中国科学院张光斗、王大珩、师昌绪、张维、侯祥麟、罗沛霖等学部委员(院士)认为,为了顺利完成中华民族这项历史性任务,必须提高工程科学的地位,加速培养更多的工程科技人才。中国科学院原设的技术科学部已不能满足工程科学发展的时代需要。他们于 1992 年致书党中央、国务院,建议建立"中国工程科学技术院",选举那些在工程科学中做出重大创造性成就和贡献、热爱祖国、学风正派的科学家和工程师为院士,授予终身荣誉,赋予科研和建设任务,指导学科发展,培养人才,对国家重大工程科学问题提出咨询建议。中央接受了他们的建议,于 1993 年决定建立中国工程院,聘请 30 名中国科学院院士和遴选 66 名院士共 96 名为中国工程院首批院士。1994 年 6 月 3 日,召开了中国工程院成立大会,选举朱光亚院士为首任院长。中国工程院成立后,全体院士紧密团结全国工程科技界共同奋斗,在各条战线上都发挥了重要作用,做出了新的贡献。

中国的现代科技事业起步比欧美落后了 200 年,虽然在 20 世纪有了巨大进步,但与发达国家相比,还有较大差距。祖国的工业化、现代化建设,任重路远,还需要数代人的持续奋斗才能完成。况且,世界在进步,科学无止境。欲把中国建设成为科技强国,屹立于世界,必须继续培养造就数以千万计的优秀科学家和工程师,服膺接力,担当使命,开拓创新,更立新功。

中国工程院决定组织出版《中国工程院院士传记》丛书,以记录他们对祖国和社会的丰功伟绩,传承他们治学为人的高尚品德、开拓创新的科学精神。他们是科技战线的功臣、民族振兴的脊梁。我们相信,这套传记的出版,能为史书增添新章,成为史乘中宝贵的科学财富,俾后人传承前贤筚路蓝缕的创业勇气、魄力和为国家、人民舍身奋斗的奉献精神。这就是中国前进的路。

宋健

前　言

　　2005 年是个值得庆祝的年份，我们这个从事刮痧研究的团队有幸被调到著名中医针灸专家、中国工程院院士程莘农教授所在的中国中医研究院针灸研究所，使我们的刮痧研究能就近得到针灸先辈和同行的指导与帮助；而且，在这一年中国中医研究院也更名为中国中医科学院，这说明党和国家更加重视中医药的发展，这些必将成为中国中医药事业发展的重大里程碑。

　　如何更好地传承和发展中医药事业？首先要"承下来"，才能"传下去"。中国中医科学院于 2007 年率先在全国开展了"著名中医药专家学术思想传承研究"项目，成立"程莘农院士博士后传承工作室"，此后国家中医药管理局设立"国医大师传承工作室"等，相继开展中医药传承和保护研究，开创了我国中医药继承创新和人才培养的新方式和途径。这既不同于传统意义上的师带徒，也不同于现代意义上的研究生教育，它不是一个简单的实验室或临床研究课题，而是通过交叉学科、高学历人员以博士后进站工作和团队研究的方式，对著名中医药专家的学术渊源、传承脉络、学术思想、临床经验和医德医风等方面，进行全方位的访谈对话、文献整理和科学归纳等现代传承研究工作，名为"中医药现代传承，名师带高徒"。

　　我们通过文献研究、深度访谈、病案分析等主要方法，从成长历程、学术思想、临床特色、经典验案、学术评价、学术活动、发表论著、传承体系、对话实录等方面，探讨中医针灸传承的发展特点，总结程莘农学术思想和突出贡献，陆续发表了《国医大师程莘农针灸临床三要》《程莘农针灸辨治痛症临床要点总结》《国医大师程莘农三才针法精要》《著名中医药专家学术思想和临床经验传承研究之管见》等论文二十余篇;出版了《中国中医科学院著名中医药专家学术经验传承实录:程莘农》《国医大师临床经验实录:国医大师程莘农》《中医针灸传承集萃》《中国医学院士文库:程莘农院士集》等著作十余部,同时对程莘农主编的《中国针灸学》中文和英文版进行修订;开展了一系列的程莘农学术思想和临床经验传承学习班、继续教育提高班、适宜病种针灸特色研修班等三十余期,利用电视、网络等渠道进行全面宣传,大大提升了程莘农院士的影响力,提高了民众对中医针灸的认知度。鉴于此,中国科学技术协会批准成立"著名科学家程莘农院士针灸传承教育基地"、北京市中医药管理局设立"3+3薪火传承教育建设单位",同时,程莘农院士传承工作室被中华中医药学会评为"全国先进名医工作室","国医大师程莘农学术思想和临床经验的研究与传承"被评为中国针灸学会科学技术一等奖,"程氏针灸"顺利入选《国家级非物质文化遗产保护名录》,杨金生也被国家中医药管理局评为"中医药文化建设先进个人"。

由于全程参加了联合国教科文组织《人类非物质文化遗产代表作名录》项目"中医针灸"的申报、传承和保护工作,程莘农是四位代表性传承人之一。我们深深体会到国际社会之所以支持我们保护"中医针灸",不仅仅是要传承针灸技术本身,更重要的是对针灸技术持有人的认知、诊治疾病的思辨智慧的活态传承。十五年来,我们怀着感恩的心,致力于程莘农针灸学术的传承保护、创新研究和推广传扬工作。尽管程莘农在中医针灸科学研究方面取得了一些成绩,但这仅仅是他完美人生的一小部分,还不能真实、全面再现他的人文情怀、大家风范和精神风貌。传记,以记述翔实史事为主,融入我们的情感、感悟,正好可以弥补这方面的不足。

本传记以百年社会历史背景和中医针灸事业发展为经脉,根据各种书面文献、口述回忆、田野调查等相关材料为络脉,通过九章的编排、描写与说明,将真实的人物性格、历史事件、现身说法和回忆讲解,全面系统地展示给读者,让人们置身于当时的年代、社会和针灸科学的大环境中,细心体悟程莘农院士的成长环境、求学过程、家庭生活;用心感受程莘农院士从事针灸临床、科学研究、教育培训的光辉历程;真心领会程莘农院士的奉献精神,感慨他对针灸事业的执着、对名利的淡泊、对学生的挚爱以及对患者的精诚,相信大家读后都会非常感动,并从中获益。

本传记承蒙中国工程院、中国中医科学院针灸研究所和中国中医科学院中医基础理论研究所的大力支持,凝聚众多学者专家的文献史料,并得到李经纬、王德贤教授的指导和青年学者胡从海、李玉海以及程凯教授的添墨,成为集体智慧的结晶,感谢所有给予我们帮助的朋友。

2021年是中国共产党成立100周年,也是程莘农院士百岁诞辰,我们怀着感恩的心编写本传记,籍以隆重纪念。感谢中国共产党、感谢恩师程莘农。

本传记对推动中医药"传承精华、守正创新"和传播程莘农学术思想和临床经验具有重要意义,为中医针灸科技工作者、针灸临床实践者、中医药研究人员,提供了一份生动翔实的传记示范。鉴于对传记的特殊性和创新性要求,且限于我们的水平、经验和时间,有遗漏和不妥之处在所难免,恳请同道批评指正。

中国中医科学院程莘农院士传承工作室

杨金生　王莹莹

2021 年 7 月

目　录

第|一|章

不为良相　便为良医

一、江南福地,书香程门

自古以来,中国人最为推崇的为人处世之道是"耕读传家久,诗书继世长。"懂得耕读之道是立家之本,明白诗书大义是传家之要。程莘农出生在物华天宝、人杰地灵的淮安市,先祖是宋朝伟大的理学家程颢、程颐先生,家世显赫,家学渊源,可以称得上是典型的书香世家。

淮安,古名清河、清江浦、淮阴等,秦时置县,2001 年由原"淮阴市"更名为"淮安市"。淮安位于江苏省北部,江淮平原东部,地处长江三角洲地区,邻江近海,是南下北上的交通要道。淮安是国家历史文化名城,历史悠久,文化灿烂,历史上与扬州、苏州、杭州并称运河沿线的"四大都市",有"中国运河之都"的美誉。

淮安自古人文荟萃,豪杰辈出,许多先贤伟人在中国历史上指点江山、激扬文字,许多仁人志士在中国历史画卷上留下了浓墨重彩的华章,许多名流贤达扭转了历史进程,改写了时代命运。这其中有政治家、军事家、革命家、文学家、画家、医学家等,也有传奇巾帼英雄、父子文学家、兄妹文学家等,可谓是群星璀璨。淮安名人的代表有韩信、枚乘、枚皋、陈琳、步骘、鲍照、李珏、张耒、梁红玉、吴承恩、关天培、刘鹗、边寿民、吴鞠通、骆腾凤、周恩来、罗振玉、周信芳、李公朴等,而其中又以韩信和周恩来最为著名。

生在这样一个豪杰辈出的福地,程莘农受这种浓郁的文化气息熏陶,自幼就聆听着先贤的英雄事迹,他为人处世的基本理念和人生目标都深受影响。相传,程家先祖是宋朝伟大的理学家程颢、程颐。程颢与程颐两兄弟均为北宋年间的哲学家、教育家。二人开创了"洛学",奠定了理学基础。"二程"的学术观点与成果得到了后世的推崇,先后受封为"豫国公"与"洛国公"。明代宗景泰六年(1455年),诏令二程祠以颜子例修建,规制比于阙里,祭文称颂二程"阐明正学,兴起斯文,本诸先哲,淑我后人"。清朝康熙二十五年(1686年),二程进儒为贤,位列孔子及门下、汉唐诸儒之上,次年康熙皇帝又赐给二程祠匾额,书为"学达性天"。但程家先祖与程颢、程颐二位先生有何渊源,其后人又是如何从洛阳迁至安徽的,现在无从考证。明末清初程氏这一支由安徽歙县迁至江苏淮安,程氏家谱由此算起。淮安有一条十里长街,名曰文昌阁,最东边有一巷叫集贤巷,风景秀丽,景色旖旎。就是在这里,一代又一代的程家子弟,遵从程氏家规,尊礼尚儒,诗书传家,继承并发扬着程氏家风。一百多年来,族中十代出了27名秀才,当时淮阴及江苏北部地区的许多士绅名流都出自程门。

二、以儒为本,百年传承

程家有着诗书继世的良好家风,有着源远流长的学风,因而程家一族绵延不绝,人才辈出。程莘农高祖父程师杰、曾祖父程大镛,均系一代名儒。叔祖父程振六是当地知名举人,他将程家所居渡口的巷子更名为集贤巷,门人弟子众多。程莘农的父亲程序生为清朝末期最后一代科举秀才,他博学儒雅,富甲一方,乐善好施,享誉乡里,开办私塾,造福百姓,传道授业,久负盛誉。

程师杰酷爱读书,家中书房放满了各种书籍,他经常在书房一待就是一天,博览群书,勤学苦思。他总是在手边准备一个本子,随时记下自己的心得体会。他嗜书如命,见到一本好书,简直是爱不释手,反复研读。他养成的习惯是不可一日不读书,"宁可食无肉,不可居无书"。他交友广泛，所谓"谈笑有鸿儒，往来无白丁"，经常与当地的社会贤达共同探讨问题，或者臧否时局新政，或者纵论天文地理，或者评判前贤功过，其间思想交锋，包罗万象。

程师杰教子极严，以曾子名言："吾日三省吾身，为人谋而不忠乎？与朋友交而不信乎？传不习乎？"鞭策程大镛，每天临睡之前都要求他"三省吾身"。经常督促儿子早起读书，从不让儿子沾一点社会上的恶习。他深知多读史书对孩子的成长很有帮助，为此，他经常向当地藏有史书的人家借书回来让儿子阅读。程大镛天赋聪颖，加上父亲管教有方，7岁在本村的集贤馆受启蒙教育，11岁时已经能用朱笔点读《资治通鉴》。在父亲的影响下，程大镛熟读六经，饱览群书，尤其是对儒家经书别有研究。他遵照父亲的教诲，每天苦练书法，书法技艺高超。

程师杰还在乡里兴办私塾，力推教育，兴办私塾三十多年，培养出了无数贤达名流，桃李遍天下。他们活跃在社会的各个行业和领域，都发挥着重要的作用。门生们经常来看望程师杰，与老师交流心得体会，聆听程师杰谆谆教诲。

到叔祖父程振六时，程家发展到了一个极盛的时期。他大兴文教，传播文化，是淮阴一带久负盛名的鸿儒。在他的带领下，程家兴盛起来，富甲一方。他们大兴慈善，在当地兴办义塾，免费给穷苦人家的孩子传道授业，造福百姓，他的门生遍布淮阴甚至江浙地区，马相伯、张謇、赵凤昌、沙元炳、丁宝书、孙毓修、李更生等江淮名流或多或少与程家有一定的渊源。

由于时局动荡，加上战争频仍，到了程莘农父亲程序生这一代，家道日益衰落。即使在这样的乱世，程序生仍不忘家风祖训，时刻谨记"穷则独善其身，达则兼济天下"和"天下兴亡，匹夫有责"。他谨记"诗书传家"的祖训，继续兴办私塾，传道授业；必须振兴医学以疗救人民的体魄，这也是他后来安排程莘农学医的重要原因。无论世事如何更替，程氏家风一脉相承。

三、麒麟贵子，取名希伊

虽然家道中衰，程家仍然算得上富甲一方，且世代书香。生活在这样优越的环境中，程序生可以说是志得意满了。然而，程序生心中却有一块埋藏已久的心病，那就是他已年过半百，仍然膝下无子，偌大家业，后继无人。

也可能是偶然巧合，也可能是命中当有。1921年夏末的一个清晨，集贤巷程家大院传来一阵响亮的婴儿啼哭声。孩子眼睛明亮，啼哭声清脆响亮，给家人带来了极大欢喜。老来得子，程序生喜极而泣。

传说中的麒麟被认为是有德性的仁兽，历代帝王都把它看作是太平盛世的象征。在民间，麒麟也很受尊崇。在中国还有"麒麟送子"的传说，人们一方面用麒麟象征有出息的子孙；另一方面也表达了祈望早生贵子、家道繁荣。按照出生的时辰和当地的风俗，这个男婴是"麒麟贵子"。

得到"麒麟贵子"，大加庆贺是理所当然。况且，百日诞辰大办喜宴以示庆祝，是程序生早已许下的心愿。程序生为老来贵子起名"希伊"，就是希望他能成为伊尹那样的伟人，"不为良相，便为良医"。伊尹精通医术、擅长针灸，这恰恰和程莘农的命运暗中契合，这冥冥之中也注定了程莘农的一生都将与中医结下不解之缘。

小名已有，程序生接着两手一拱，向众人请求："小儿名字已经有了，请哪位仁兄赐以大号。"话音刚落，一位姓王的朋友接道："不才愿意献丑。根据'希伊'这个名字，我送他一个大号'莘农'，取意'根在有莘之伊'"。"好！好！名字响亮，大号得体，名字珠联璧合，实在妙不可言！""希伊""莘农"博得满堂喝彩，程序生也为儿子有了如此响亮的名字而满心欢喜。就这样，"程莘农"这个寄予了父亲和亲朋好友殷切期望的名字成了这个新生婴儿的终生代号,伴随着他度过漫长的一生。

作为"麒麟贵子",程莘农一出生就与众不同,这些都注定了他这一生必将成为一个不平凡的人。若干年后,这些美好的愿望都实现了,程莘农成为一位弘扬医学、传扬国粹的名医,程氏家族也走出了中国针灸界第一位中国工程院院士。

四、社会动荡,以学为本

20世纪二三十年代,正是近代中国风起云涌、战火长燃的历史阶段。已过天命之年的程序生饱受战争磨难,国家命运让其忧伤,而出生在战争年代爱子的前途命运更是让他操心。"父母之爱子,则为之计深远"。任何一个父母,绝不愿自己襁褓中啼哭的婴孩也承受这样的苦楚。程序生对这个"麒麟贵子"前途的担忧与日俱增,看着幼小的程莘农,心里翻江倒海。他夜不能寐,心想:眼下正是天下大乱之时,虽然自家仍算是名门大儒,暂时衣食无忧,但是如果孩子没有安身立命的本领,早晚有一天不仅家风存续难以为继,就连小莘农的生计恐怕也难以保证。

他再也坐不住了,一心要为孩子的未来谋一个万全之策。他召集家中的叔父长辈讨论,向朋友乡邻询问建议,得到了各种说法,但是没有一个能让他感到前景光明。他思来想去,忖度再三,依旧难下决断。最后,还是最简单最实用的想法博得了他的青睐——"诗书传家久,功名存世长"。他决定让程莘农继承程家衣钵,潜心研究儒学,这算得上当时的明智之举。

在程序生看来,程家祖辈人才辈出,世代业儒,程莘农继承程家门风,不论是对程氏家风的流传,还是对程莘农本人的前途命运,都是一举两得的好事。不管社会如何变迁，家学必须传承下去，书香门第也要发扬光大。"万般皆下品，唯有读书高"，程序生决定按这个蓝图为儿子勾画人生，程莘农的命运画卷就这样展开了。

五、熟读经书，苦习书法

按照中国古代文人士大夫的学习经验和自己幼年的学习经历，程序生决定从诗书下手，从小给孩子灌输儒家经典；从书法入手，自幼培养孩子良好的行为习惯。

在中国古代私塾教育中，四书五经是必读书目。按照程氏家规，程氏后人必须自幼开始接受严格的启蒙教育。为了好好贯彻家风，也为了保证孩子的学习质量，博学多才的程序生亲自担任儿子的第一任老师，对他倾注了大量的心血。他认为儿子小小年纪正是混沌初开的时候，更是容易教养的年华，所以绝不可荒废了这个为人生立方向、打基础的好时期。

和大多数孩童一样，程莘农的启蒙之路也是从《三字经》《百家姓》《千字文》开始的。在教育儿子方面，程序生凭借对孩子性格的了解，教育方法得当，收效甚好，胜过私塾老师。他深知，这个年纪的孩子活跃随性，容易对感兴趣的事情上心，不喜欢的事物便不易牢记。于是，在初学之时，他没有像其他的私塾老师一样，让程莘农死记硬背，而是融会贯通，把《三字经》《百家姓》《千字文》里面的典故翻译成生动鲜活的小故事，一个一个耐心讲给小莘农听。这样，那些深奥难懂、寓意深远的文字就深深地刻在了小莘农的脑中，这些经典的阅读增长了他的见识，培养了他的文学素养，提高了他的品行修养。

得益于家庭的熏陶和父亲的言传身教，年幼的程莘农对儒家经典兴致盎然，理解得也很快、很独到，说起来头头是道。这些长足的进步使他成为儒家学说的忠实信徒,并且,长期学习练就的深厚儒学功底,也为程莘农以后成为一名儒医打下了坚实的基础。

程序生除了重视对儿子四书五经等国学的教授外,还严厉要求年仅六岁的程莘农悬臂端肘,刻苦练习书法。中华汉字结构严谨,布局合理,能否写一手好字是检验中国古代文人的关键。然而,知之非难,行之不易,尤其是对一个年仅六岁的儿童来说,更是难上加难。先从练字的姿势说起,练习悬臂端肘一姿,就是一件又苦又累的事。初提笔之时,小莘农还满是新鲜感,也不觉得累。但时间一长,胳膊自然就招架不住了,但他依然咬牙坚持练习。

就这样,日积月累,水滴石穿,程莘农的字逐渐变得像模像样。再后来,他的颜体字写得十分漂亮,受到乡邻们的一致称赞,程家出了个"小书法家"的传闻在当地不胫而走。打这以后,每逢年节,上门求写对联的人络绎不绝。程序生也乐于送顺水人情,一一满足乡邻们的要求,有时甚至自己拿出红纸,写好对联,送给那些买不起纸张的贫穷乡亲。

良好的诗书教育为程莘农日后的医学之路、科研之路打下了坚实的基础,程莘农正按照父亲的设计一步一步成长。

六、朦胧年少,涉入杏林

在程序生的心目中,程莘农天赋过人,刻苦努力,再加上自己的培养,以后定能继承程氏家风,成为一名大儒,安身立命,光宗耀祖。但是,时代的进程总是让人措手不及,一系列变故改变了程序生原本为程莘农设计好的人生轨迹。

程莘农出生的年代,正是西学在中国传播日盛的时期。由于西方的思想观念与生活方式都远远不同于当时的中国,尤其教育理念和方法也备受推崇,与中国循规蹈矩的科举考试形成鲜明对比,所以送子女到国外留学是许多开明士绅的愿望。程序生自然也不例外,他想把聪明伶俐的小莘农培养成为学贯中西的有用之才。然而世事无常,志愿难遂。

在那个动荡不安、贫穷落后的年代,人们对突发传染病的认识与研究极为有限,医疗手段和预防方法比较落后,如果一个地方暴发了传染病,那么这将对整个地域带来毁灭性的灾害。1928年,乡间流行疫病,许多乡亲因缺医少药相继染病不治而亡,乡邻百姓生活在极度恐惧之中。当时,中医(郎中)极度匮乏,空有人力物力财力,没有医生,灾民还是一个个患病死去。这个时候,程序生第一次意识到医学和医生的重要性。他想,对一个人而言,如果没有健康的体魄,做再多的学问,读再多的经书,又有什么用呢?这时的程序生,已经有了让儿子弃文从医的初步构想。

1931年,中国发生了震惊中外的九一八事变。短短几年时间,中国接二连三地遭受着疾病和战争的磨难,作为有识之士的程序生心急如焚。他看到中国百姓在生死边缘绝望地挣扎着,保全生命已成为一种奢侈,一切都那么缺乏现实基础。程序生的思想发生了变化,他领悟道:在国家和民族这个层面,要想实现国家独立、民族富强,国民首先必须要有健康的体魄,否则一切都无从谈起。在个人层面,身体的健康和生命的延续才是各种成就与辉煌的基础。这些认识进一步坚定了程序生为儿子改变人生道路的想法。

中国有一句古训:不为良相,便为良医。经过慎重考虑,程序生改变了让程莘农苦读孔孟之书,成为一代大儒,传承程氏家学,修齐治平的初衷。他立定主意,希望儿子学习医学,救助苦难大众于水深火热之中。于是程序生转而改教程莘农攻读医书,为他从医打基础。他对程莘农说:"当下,人们饱受疾病困扰和战争磨难,重病受伤却无处医治。你以后还是学医吧,当一名为百姓祛除疾病、救死扶伤、拯救苍生的郎中吧!这才是当务之急啊。"望着父亲凝重而期盼的眼神,程莘农似懂非懂地点了点头。他年龄虽小，但透过父亲的眼神，他似乎读出了这样的期盼。同胞们更需要一位能救死扶伤、拯救苍生的好医生，而他必须担此重任。就这样，在父亲程序生的引导下，小小年纪的程莘农踏上了治病救人的杏林之路。

那年，程莘农才 10 岁，父亲亲自教读《医学三字经》《汤头歌诀》《脉诀》《黄帝内经》《难经》《本草纲目》《伤寒杂病论》等中医经典著作中容易理解的章节。一心只想为国家培养出良医的程序生，带着小莘农开始了对中医世界的探索。由于先前有对儒学经典学习的基础，小莘农学起这些医学经典著作一点都不费力，而且比一般学童理解得更加透彻。但是，由于这些中医经典的专业性太强，还是孩子的程莘农难免觉得某些章节有些晦涩难懂。这个时候，程序生都会耐心地给他讲解，力求让他知其然知其所以然。但是，程序生心里很明白，让这么小的孩子学习专业性如此之强的中医理论实属不易，不能求全责备。然而，家国天下的责任感和对儿子前途命运的担忧驱使着程序生加快脚步。

俗话说，兴趣是最好的老师。培养程莘农对中医药学的兴趣也是当务之急，于是，在引导程莘农阅读古代中医典籍的同时，程序生还注重对儿子医学兴趣的培养。中国的传统观念中，"医出于儒，医儒相通"，医学与儒学有着共同的伦理道德观念和人文精神传统。年幼的程莘农慢慢发觉，跟四书五经相比，中医药著作更加有趣、更容易学诵。

从此，程莘农跟着父亲开始深入学习中医基础知识。在同龄小伙伴还在玩"捏公鸡""滚铁环"的时候，程莘农已经把《药性赋》《汤头歌诀》等中医要诀背得滚瓜烂熟了。初涉杏林的程莘农走的每一步都坚实有力，这些看似不起眼的进步，都为他日后在中医领域大展宏图打下了牢固的基础。

第｜二｜章

拜师学医　少年悬壶

一、随从名师，研习中医

医学的道路是艰辛的，单单靠研习医书和自我修炼是不行的，必须有一位医德高尚、医术高明的师父来指引教导，方可日渐精进，成为良医。正是在这样想法的驱动下，程序生着意要把程莘农送入当地著名的温病大家陆慕韩先生门下，让他跟随先生刻苦学医，早日成才。

陆慕韩家族为祖传的中医世家，其父陆耀堂，曾师从当地名医周金杨。陆氏三代均为治疗温病的专家，擅长看时令病，疗效很好，医术高明，医德高尚，当地人们都愿意让他们给瞧病，甚至外地人都闻名而来。陆慕韩最擅长治疗的是瘟疫，也就是俗话说的"伤寒""打摆子"。在旧社会，人人闻"瘟"色变，别的医生一遇到这个病都束手无策，可是患者到了陆慕韩手中，他总是游刃有余，药到病除。

陆慕韩先生在江苏的威望极高，有"决人生死"的本领，经他治愈的患者不计其数。如果能拜在他的门下学习医术，一定能修成正果。但是，越是医术高明的医生，拜师要求也就越高，拜师程序也就越严格，能否入门学习真的要看孩子的天资和运气。程莘农最终拜师成功，此间历程可以说是颇费周折。这其中还发生了流传甚远的趣闻，至今为当地乡邻津津乐道。

当程序生将程莘农送到陆慕韩处，准备行拜师大礼、入室授业时，不料陆慕韩因之前三个徒弟均早夭而无意再收弟子，关门谢客。原本以为顺理成章，水到渠成，不想中间出了这等差池，这可急坏了程序生。

他四处奔走，到处求人，屡试屡败，屡败屡试，百折不回。精诚所至，金石为开。程序生的执着，终于感动了当地一位善人。这位善人给他指了一条明路,附近寺庙的一位老方丈与陆慕韩相交甚深,要想让陆先生收下程莘农,非由老方丈出面不可。

得到善人的帮助,程序生不胜感激。惊喜之余,他赶紧行动,生怕稍一迟疑,机会稍纵即逝。程序生几经周折,辗转找到这位老方丈,情真意切,百般苦求,他把自己家世如何,怎么老来得子,怎么想让儿子"不为良相,便为良医",儿子怎么天资聪颖,都一一真心相告。老方丈看他十分虔诚,不想埋没了一名中医的好苗子,加上自己也钟爱中医,便答应从中斡旋。

不久,老方丈从陆家回来,告诉程序生:"陆慕韩表示,如果再收徒弟,不但学费昂贵,而且还要另收 40 块大洋拜师费,否则就不要重提此事。"程序生一听到还有一线希望,顾不上考虑条件,连忙说:"只要能拜陆慕韩为师学医,无论什么条件,都一一照办。"

在老方丈的撮合下,性急的程序生当即带着程莘农前往陆慕韩家拜师,随身携带了作为答谢陆老的 500 块大洋。一进门,程莘农就"师父、师父"喊个不停,让陆慕韩对其心生好感。经过和程序生的简单交谈之后,陆慕韩对程氏家族的传承和家风有了进一步的了解,二人交谈甚欢。随后,陆慕韩例行公事地测试了程莘农的医学功底。看到程莘农能将《黄帝内经》背得滚瓜烂熟,又写得一手好字,双目灵秀,出语不凡,谦逊有礼,举止大方,陆慕韩顿时喜笑颜开,连连称奇:"怪哉乎! 孺子可教! 未来让世人知其徒名而不知其师名者,此小儿也!"就这样,在陆慕韩本无意收徒的情况下,年仅 16 岁的程莘农竟然出乎意料地投其门下,没有拜师的百折不挠,就没有医学道路的开启。没有拜师的柳暗花明,就没有医学成就的彪炳史册。虽然历经波折,但却给程莘农铸就了通往中医针灸最高殿堂的平坦大道。

俗话说得好:"师父领进门,修行在个人"。进得医门只是万里长征的第一步,要想学好医术,砥砺好医德,成为医术高明、医德高尚的名医,不仅要潜心求教,还要苦心磨炼。

旧社会"靴、帽、茶、药"称为四大苦行，药行要求更严格，不仅要有点文化，还要有继续学习药书、古书的能力。学徒生涯十分艰苦，无所不为，最为难熬。不管你是什么人物，如果不能讨得师父的欢心，就别想学到师父的真本领，也别指望在这个行业能有出头之日。

程莘农年纪虽小，但深知个中深浅，深谙人情世故。程莘农拜师学医时，在暗中就有个志向——定为良医，一定要把陆慕韩老先生医德医术的精髓学回去，决不能碌碌无为，被老先生贬回去。小小年纪就有这样的抱负，一是因为遵循父亲的叮嘱，继承程家的家风，不为良相，便为良医，一定要光大程家的家业。二是因为医学行业是受人尊敬的行业，救死扶伤是不世的功德。就这样，少年程莘农开始了真正的学徒生活。

在日常生活中，他小心侍候老师的衣食住行。一日三餐，端茶送饭；晨暮休息，铺床叠被。早上，每天早早起床，打好洗脸水，老师一起床，他连忙把洗脸毛巾递上去。随后，赶紧把老师的夜壶拿出去倒了。一切侍候好了，再去打扫卫生，然后才开始一天的正式工作。晚上休息，他端来洗脚水，给老师洗脚后，侍候老师睡下。随后，赶紧把老师的夜壶拿进来放好。侍候老师睡后，到后边学习一个小时才入睡，决不能和老师一起睡。出诊途中，他背着老师诊病用的一应器具，时刻不离老师左右。行医过程中，他手心并用，一边帮老师写方子，一边细心揣摩老师施治精要。

工作之余，程莘农还要做药，包括拣、筛、簸、刷、炒、炙、煅等。多数时候都是炒又呛又冒烟的炭药，干卖力气的活。底下火烤着，上边烟熏着，烟带着炭沫，流的汗都是黑汤。当时没有煤火，还要劈柴。当时也没有机器，什么都是纯手工，其中的苦和累可想而知。少年程莘农就在干中学，很快掌握了其中的要领，样样精通。虽然活儿很累，但是他从来都任劳任怨，踏实勤恳。

精诚所至，金石为开。这样头脑聪明、眼中有活、手脚勤快的学生，哪个师父不从心底喜欢呢？程莘农入门不久即得到老师的器重,每每出诊,陆慕韩连自己的儿子也不愿意带,却总是带着程莘农。对这位年轻后生,陆慕韩由爱而私,全心施教,倾囊相授。

陆慕韩知道程莘农有诵读和学习《黄帝内经》《伤寒论》《金匮要略》《温病条辨》等中医经典的扎实功底,就不让他从头学起,省去了不少站柜台、识药抓方的时间,也不简单机械地教他如何诊病,而是直接让他为患者诊脉,然后自己再亲诊一遍,肯定正确的,让程莘农在实践中增长经验;纠正错误的,让他在实践中积累教训;除了告诉程莘农诊断错误的原因以外,还告诉他如何正确判断病情;关于处方用药,他只报出药名,剂量由徒弟自己定,他再过目修改,将不适当的剂量调整;门诊结束后,规定学生晚上自习,熟读某篇某章,第二天对该章节提问,督促徒弟自觉学习。

陆慕韩秉性耿直,带徒要求非常严格,除了教授医术,还着重培养医德,他常常在润物无声中对弟子进行言传身教。他不仅讲中医学的典故,还以自己的经历教育程莘农。师父的一言一行都感染着程莘农,医德在程莘农的心里日久生根。

从"神农尝百草之滋味,水泉之甘苦,令民知所避就,一日而遇七十毒",到"疏五过""徵四失""大医精诚""五戒十要"等,陆慕韩循循善诱、谆谆教诲。

从"以人命为重",到"看病不问贵贱,不图银钱,博施济众""夫医者,非仁爱不可托也,非聪明理达,不可任也,非廉洁淳民,不可信也",陆慕韩语重心长。

给程莘农留下印象最深的是,无论患者是达官贵人还是贫苦的佃户,陆慕韩都一视同仁。对方无论给10块大洋还是一个铜子儿,他都从不计较。陆慕韩经常对程莘农说:"救人如灭火,有时候医生迟到片刻就会出大问题。"这些看似平常的细节,却正是一位医者的难能可贵之处。长期以来程莘农耳濡目染,临症笃于情,贫贱不轻视,凡人有难,有求必应。

一次出诊回来的路上，陆慕韩拍拍程莘农的肩膀，问道："你知道做郎中最重要的是什么吗？"不等程莘农回答，他就说："仁心仁术。"接着，他给程莘农细致地讲述了中医学界的许多典故，让他对"仁心仁术"有了深入而彻底的了解。讲完这些，陆慕韩语重心长地对程莘农说："要当一个名医，首修医德。医德不修，终难成大道。"程莘农连连点头称是，经过师父这么一讲，他深受启发，获益良多。从此，"仁心仁术"成了程莘农行医的标尺。

寒来暑往，不知不觉，三年半的时间过去了，程莘农在陆慕韩的精心栽培下，打下了扎实的中医基本功，同时还继承了陆慕韩在温病、内科、妇科等杂病方面的丰富经验。陆慕韩认为程莘农已具备良医素质，便放手让他独立开方。师徒时而相随应诊，时而谈文论书，时而切磋书法，时而交流医术，特别是每每遇到疑难病症奇迹般地治愈时，更是无比欢欣。时光荏苒，师徒二人度过了彼此一生中非常重要的一段美好时光，程莘农也崭露头角，成了程家第一位秉承家学、医文兼修的才子先生。

二、秉承遗志，挂牌应诊

俗话说："名师出高徒"。有良师陆慕韩的悉心教导，又有程莘农自己的刻苦学习，加上师徒二人时常相随出诊，未过弱冠之年的程莘农医术精进，成绩斐然，许多病症甚至可以仿照师父的手法独自诊断。

独立挂牌应诊是每一个杏林学子梦寐以求的事，但程莘农认为，虽然自己在恩师的教授下医术进步很快，却还没有达到独立坐堂的水平。他继续跟在陆慕韩身边潜心学习，师徒二人就这样相随为广大病患除疾解难。

然而世事多变，好景不长。1937 年，卢沟桥事变爆发，日军以此为借口挑起了全面侵华战争。战争期间，中华大地上的各行各业都遭受了毁灭性的打击，医学界也未能幸免于难。陆慕韩与程莘农师徒二人的行医之路遭受了前所未有的打击，在这亡国灭种的危机之中，二人忧心忡忡。国家的前途在何处，中医的前途在何方。看着社会愈加动乱，中医学界日益萎靡，而自己却无力回天，陆慕韩心中愤恨难当，怒气淤积，身体大不如前。再加上本就年迈体弱，不久便病倒了。程莘农看着恩师的身体每况愈下，心痛溢于言表。就这样，这段在程莘农回忆中最美好的时光因为战事提前结束，也因如此，程莘农不得不提早走上独自坐堂行医之路。

战火不久便烧到了淮阴，百姓饱受战争之苦，民不聊生，在生死边缘挣扎。1939 年，陆慕韩家也横遭战祸，家中所有的财产积蓄被日军洗劫一空，转眼间叱咤多年的"中医大户"变成一片废墟。身为一代名医的陆慕韩感到大势已去，病情加重。程莘农护送师父避难到淮安石塘镇普应寺的一处住所，暂时安顿下来。

古有"天地君亲师"之说，也有"一日为师，终身为父"的说法，程莘农对陆慕韩敬爱有加，关心备至，视同父母。程莘农每天悉心照顾恩师，可以说无微不至。但经历了人生大落的陆慕韩，内心悲愤交加，病情还是不见好转。他已妻离子散，亲人不在，思乡之情愈加强烈。中国古人讲究叶落归根，程莘农看出了师父的心思，不忍他老人家再受离别之苦，于是东拼西凑，攒够了盘缠，陪师父回乡探望。

谁料家乡也早已被日军侵略殆尽，满目疮痍，让人不忍直视。终于，陆慕韩最后的心理依托也没有了，他再也无力支撑下去了，病情加剧恶化，不久便愤恨离世。程莘农人生中最为重要的人撒手人寰，他的内心也遭受了重重一击。回想起师徒二人相随出诊的峥嵘岁月，不禁泪流满面，泣不成声。怀着无比悲痛的心情，程莘农将老师安葬在了陆家祖坟。

虽然恩师与世长辞，但是陆家的博大医道不能后继无人、湮没失传。陆慕韩去世后半个月，几位曾在陆老门下学习的师兄弟找到了程莘农。虽然大家都悲痛万分，但悲痛之余，都没有忘记恩师的心愿，都希望秉承恩师遗志，光大中医。他们思忖再三，慎重地对程莘农说："莘农，你跟随老师学医时间最长，医术最精，希望你能继承老人家的衣钵，悬壶济世，造福桑梓。"程莘农深感责任艰巨，但是想到师父用一生浇灌的中医事业，用几十年临床经验总结出的妙手回春之术，不应就此中断，而应继续造福苍生百姓，就坚定地承诺下来。于是，年仅19岁的程莘农开始独立挂牌应诊，这一坐就是半个多世纪。

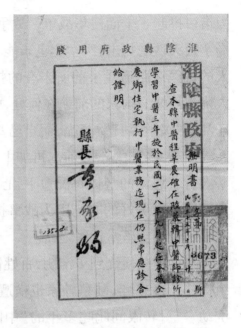

程莘农在陆慕韩中医诊所学习三年，1939年开始于家中独立行医，图为行医证明

三、名传四邻，誉为先生

由于陆慕韩的名医效应及自家的大儒背景，程莘农挂牌行医之初顺风顺水。在跟随老师学习的过程中，许多患者由他侍诊，由此拥有了一定的群众基础，大多患者身体不舒服了，还是愿意找程莘农。程莘农从恩师辞世的悲痛中走出来，牢记师父教育和训导的点点滴滴，坚持"富贵不跌价，贫贱不轻视"，一切以患者为中心。

就这样，年仅19岁的程莘农很快被百姓接受，慕名前来求医者络绎不绝，每日少则二三十人，多则四五十人。因此，友人送给程莘农一张"慕韩陆夫子授程莘农先生医道"的牌匾。看到恩师的中医学术在自己手中得到延续，看到一位位患者通过自己的诊治而康复，程莘农倍感欣慰，同时也觉得任重道远。就这样，程莘农正式走上了悬壶济世的医学之路。

但是独立挂牌坐诊的岁月不是一帆风顺的。首先，程莘农年纪尚轻，整个淮阴有名气的医生不下数十人，而且大多是拥有多年临床经验的老中医，论经验、论辈分、论影响，程莘农在淮阴医学界一时都难以服众。加之，程莘农的精湛医术把越来越多的患者吸引到自己的堂下就诊，其他医生的诊所日益冷清，招致了他人的嫉妒。

尽管困难重重，但程莘农意志坚定，早已经把医学事业视为继承师父的遗志。替百姓消除痛苦，实现人生价值是他毕生追求的梦想。程莘农继续坐堂应诊，丝毫不敢怠慢。对那些认为自己是"黄头小儿，难成大器"的资深医者，程莘农也毕恭毕敬，虚心求教。随着程莘农治愈的患者越来越多，影响越来越大，他的医术也越来越得到认可，前辈们也逐渐接受了他，交流沟通，切磋琢磨，共商推进中医发展大计。对那些看不起医者的儒士，程莘农也秉承着仁爱之心，总是以礼服众，有一件在乡间口口相传的趣事正能说明这一点。

当时的儒士张石逸，幼时曾拜在程序生门下学儒，说来也可称得上是程莘农的师兄。他天资聪慧，机敏过人，加之对儒学满腔热血，专习孔孟儒道多年，不说功成名就，也称得上是小有所成，在淮阴算得上是一位令人敬佩的先生。而正是这位和程家渊源深厚的儒士，最看不起医学和医生，是众多儒士中蔑视医者的代表。无巧不成书，这样一个看不起医学的人也遭遇了病痛的折磨，演绎出了后来的趣事。

一天，他突然不知道得了什么病，疼痛难忍，苦不堪言。他起初不肯就医，但实在难受，最后不得不放下架子，去医馆求治。虽说明知自己与程家有旧，自己算是程莘农的师兄，但张石逸决意不去程莘农堂下求治。奈何他求诊的医生都对他的病束手无策，大家都劝他去找程莘农治疗。不知是命中注定，还是上天对他的小惩，最后不得不"屈尊"来到程莘农堂下。一向尊师重道的程莘农早前也听说过张石逸对自己的不屑，但他丝毫没有放在心上，在他眼中，现在的张石逸只是一个痛苦的患者，为他治病才是最为要紧的事情。他热情地接待了师兄，"望、闻、问、切"之后，开了四剂药。他诚心诚意地再三嘱咐张石逸隔日再来回诊，如此这般两次，只四剂药，便奇迹般地治好了张石逸的无名之疾。别人无力回天的难疾在程莘农这里被快速攻克，这让心高气傲的张石逸大为折服。他开始思考自己的顽固观点，对中医不再那么抵触，并为昔日的行为感到些许惭愧。待到病情痊愈，他提笔写下六个大字"居然回春之效"，赠予程莘农，以表示对其精湛医术的赞赏。虽然"居然"二字也稍有轻视之意，但也传达出了他的钦佩之感。

古语有云："仁者爱人"，拥有一颗仁爱之心是一个人的最高品质，又有："弟子入则孝，出则悌，谨而信，泛爱众，而亲仁"之说，知易行难，但是程莘农却做到了这一点，他有一颗澄澈的心，又掌握了独到的医术，称得上"仁心仁术"。

有一位患有破伤风的患者，病情已严重到角弓反张、伏地不起的地步。虽已服用了大量药物，但仍然不能减轻。程莘农详细询问了病情，并切脉了解病情。医者尊典，创新更重，他决定除了用治疗破伤风的药物之外，还大胆重用"青黛"，结果患者经数剂而痊愈。

佳话传千里，登堂求医的患者越来越多，门庭若市。熟悉陆老诊法的患者惊呼："怪哩，陆老显灵喽！"这是对程莘农的极高评价。面对日益增多的赞誉，程莘农并没有因为自己取得的小小成绩而骄傲自满，他自谦说，自己是在医学经典和临床实践中推陈出新，都是前人告诉自己的，并没有什么奥妙和秘诀。程莘农虽然年纪轻轻，却能活学活用恩师的用药思想和诊疗医术，用"陆氏化温"法治疗温病是程莘农活用老师方法的杰作之一。曾有一位温病患者，一到夏天就会出现肠胃不适，其实也不算顽疾，但是在平时的饮食中，总是小心翼翼，受限诸多，稍有不慎，肠胃就会疼痛不止。这位患者找到了程莘农，他对症下药,此人很快就痊愈了。被病痛困扰多年的患者,不知如何表达自己的心情,只是连连称赞程莘农是神医。

常言道:"乐极生悲",谁曾料到这位患者病愈后食欲大振,一顿饭竟然吃下一盘饺子。肠胃不适的患者最忌暴饮暴食,结果旧病复发,胃肠出血不止,中医名其为"食复"。于是,又赶忙来找程莘农诊治。此时,他果断用犀角地黄汤加减一剂药给患者服下,少顷,血便止住了,此后,该患者又连服数剂调理,最终痊愈。

这些活生生的医学案例足以证明程莘农医德高尚、医术精湛、创新能力强。

所谓"仁心仁术",单有妙手回春的医术是远远不够的,拥有一颗以患者健康为一切出发点的大仁之心才更为重要。由于用药精准,治愈者极多,程莘农当时已经小有名气。慕名前来的各种患者越来越多,但是在那个年代,战乱频发,劳苦大众手里哪有钱财。而中药又很贵,贫苦人家如遇大病,需要有珍贵药材为引,他们更难以承受。有的患者遇到无力支付药费的情况,便放弃了治疗,听任疾病蔓延。然而这种情况在程莘农这里却鲜有发生,他深知师父教他悬壶济世之术是为了让他救治众生,如此至慈至仁的医德医道怎么能在自己手里中断。医者常见生老病死,但内心不能麻木不仁,要倾己之力,让每个蒙受疾病折磨的人获得解救。陆慕韩在世时常常教育程莘农"救人如灭火",不论地位尊卑贵贱,全部一视同仁。这些饱含医德的大义微言,都在年轻的程莘农心里留下了深深的印记。程莘农懂得,要继承和发扬的不仅仅是师父的医术,更为重要的是大医仁心的医德。在程莘农挂牌应诊的岁月中,德医双馨一直是他追求的目标。

不管是日常坐堂期间,还是休息时间,来找程莘农诊治亦或请他出诊,只要是患者需要,他从没有拒绝。因为在他的眼里,患者的安危是至关重要的,自己牺牲一点休息时间不算什么,但凡可以为患者消除病痛,甚至可以使一个人重燃生命的希望,自己的牺牲又算得了什么。事实上,程莘农也是这样做的,而这时他还只是一个刚刚出道、名不见经传的医生，从走上医学道路的那天起，便开始践行"患者至上"的信条，而这一坚持就是一辈子。

虽然得到了众人的肯定，但程莘农丝毫没有放松对自己的要求，反而更加努力钻研，力争做到更好。他深知学无止境，在行医的同时时刻不忘继续加强中医理论学习，夯实理论基础。他继续苦读《黄帝内经》《神农本草经》《本草纲目》《中藏经》《伤寒论》等中医经典，潜心研究各种临床案例。他的研究不是停留在书本上，而是以指导实践为最终目的。他仔细研究书里的理论体系，找出每本书对同一或者近似病案的共同解决方法，加以对比研究，开宗明义，指导临床。通过焚膏继晷式的钻研，程莘农的医术得到了更进一步的发展，强化了中医临证的辨证思维，提高了临床诊疗能力，并能将中医的理法方药，融会贯通，通过"解剖麻雀"达到了举一反三、触类旁通。

由于程莘农热情的服务和良好的诊治效果，患者们不仅称其为"小程先生"，还在水渡口程家门前捐赠一块"程氏医室"匾牌，这足以看出百姓对程莘农的尊敬和爱戴。他的医德医道，也印证了"慕韩陆夫子授程莘农先生医道"。每每看到自己治愈的患者解除了病痛，喜笑颜开，程莘农心里无比欣慰。程莘农深知坐堂行医的重大社会责任，更加兢兢业业做好工作，继续为乡民服务。

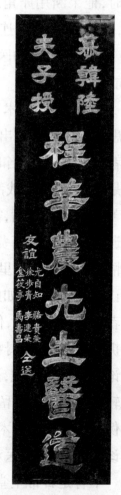

程莘农医馆外所挂的牌匾

四、虚怀若谷，一医流耳

由于出身儒门，而且幼时由父亲亲授经籍、书法，在父亲的言传身教下走入书法的艺术殿堂，所以程莘农酷爱读书，以书法为毕生爱好。幼时的程莘农一开始学习书法心不甘情不愿，但是后来由被迫到心仪，由心仪到心动，由心动到自觉，打心底里喜欢上了书法这门艺术。程莘农于 1948 年加入中华全国美术会成为会员，又加入上海市中国画会成为外府会员。他的书法作品曾多次入选展会，享有一定的声誉，其作品还被选刻于古城开封的"翰园碑林"之中。

在行医闲暇之时，程莘农也没有放弃书法爱好，不时挥毫泼墨，以陶冶情操，他很好地诠释了"医儒同行"的观点。在当地，人们都知道有这样一位名医，不但医术高明，而且书法出众。如果能得到程莘农的大作，人们不胜欣喜，那种欢喜的程度不亚于治好了大病，这足以见得人们对程莘农艺术修养的肯定。爱好书法之人，大都希望得到程莘农的作品，更加中意的是他的专属印章，上有四个出众大字"一医流耳"。程莘农对这枚印章钟爱有加，爱不释手，一直带在身边。

程莘农拥有一颗大医精诚之心，虽然取得了一些成就，也时刻不忘自省。他时时不忘告诫自己，自己只是一名普通的医生，当他看到一位位患者通过自己的医治恢复健康，心中甚是高兴。这种心无旁骛，专心行医的超脱心境是非常难得的。"一医流耳"是十分贴切而又恰当的概括总结。

其实，程莘农的"一医流耳"是仿照郑板桥的自嘲之语"七品官耳"而作的。程莘农十分敬佩郑板桥"人生在世不称意，明朝散发弄扁舟"的旷达心胸，他认为这种情怀不是人人都能具有的。于是，他特意请人刻了一方"一医流耳"的图章聊以自慰。此章的字面意义为只不过是一名医生罢了，但实则不止于此。程莘农的心志从这四个字中真真切切、淋漓尽致地展现了出来，自己只是一名为百姓治病除疾的医生，是他们身体健康的守护者。即使得到了患者的肯定，取得了一些成绩，也不能忘乎所以，不能飘飘然，要时刻明确自己的责任，时刻保有一颗勤于自省的心。

程莘农丝毫不敢懈怠，他继续倾尽全力为乡民百姓服务。他用自己独特的中医诊法医治了哮喘、眩晕、小儿惊风等疾病，患者不是痊愈就是大有好转。程莘农的医术得到了大家进一步的肯定，这些案例也不胫而走。

这个时候，有人劝程莘农："你已经这么有名气了，经你治愈的病患也不下千百人了，你的医术乡民都在传扬。可是你的诊治费却如此低廉，哪里称得上大家对你的爱戴啊。干脆就不要坐堂了，你的名气足以让那些达官显贵主动来请你出诊。那样的话，你不就可以日进斗金了，比每天这样不停工作不知道要强多少倍。"但是，程莘农丝毫不为所动。他甚至不假思索，就断然拒绝了这样的建议。俗话说，做一件好事容易，难的是一辈子做好事，始终坚持。

程莘农看着自己"一医流耳"的印章，心中感慨万千，连神医扁鹊都自谦自己只是一名医者，替患者消灾除难是他理所应当的责任，自己不知道要比先人逊色多少，怎么能躺在功劳簿上不思进取呢，怎么能轻易志得意满，怎么能轻易懈怠，怎么能轻易置广大平民患者于不顾呢。程莘农更加坚定了自己的信念，回想了自己的从医原则，他认为作为一名医生，痛患者之痛，医患者之疾，应该是不可推卸的天职，不论到什么时候，自己永远都只是一名治病救人的医者。

从此，"一医流耳"就成了程莘农的专有名词，一直将此印放于身边，每有得意之作，必盖此印。

五、中医受难，破格入会

1946年，为了置身于更加有利于锻炼自己的环境中，丰富中医知识和理论，程莘农主动请缨到淮阴县仁慈医院工作，以便在工作中获得更多提高的机会。万事开头难，程莘农初到医院并未干自己的本行，却干上了完全不相干的工作——挂号。多年后，程莘农在时过境迁后回忆旧时光，他没有回避这样的平凡经历，反而娓娓道来，"我挂号挂得特别好，你可不要小看这个挂号，需要通过询问患者，了解病情后，给患者推荐适合的科室和医生，这是最重要的岗位"。说话时满脸的得意劲儿，仿佛小孩子学到一个新本领后的自信满满，又仿佛告诉我们，他取得的各种辉煌成就都比不上这小小的挂号。

金子总是会发光的。作为一名本来就对自身专业有见解、有经验的医生，在挂号时询问患者基本病情后，怎能不会在脑海中加以思索？怎能不会在心中揣摩治疗方案？这是内在惯性。程莘农亦不例外，每接触一位患者，他一边帮其选择最适合的医生进行分诊，一边在心里对其病情进行分析。久而久之，他按捺不住胸中那颗中医心，在挂号之余会和患者多聊几句，有的患者认为其讲得有道理，便索性不去科室找医生，而是让这个负责挂号的小伙子帮忙看病。结果可想而知，挂号小伙子的医术甚至比医院中有的正式坐堂的医生都好。当一名医生真正解决了患者的痛楚，患者打心眼儿里感激，于是"挂号小伙子的药好使""挂号小伙子不简单"的口碑就这样在患者中传了出来，一个患者，两个患者，三个患者……由于程莘农态度好、疗效快，慕名前来的患者越来越多，并且指名一定要程莘农诊治。于是，原来只负责挂号的小伙子慢慢变成了"医师"。同时，他依旧保持着自己谦虚谨慎的态度，对那些醋意大发的医生，程莘农不但没有炫耀，反而更加礼貌恭敬,时刻以一个学习者的身份对待别人和自己。就这样,程莘农不动声色地征服了患者及医院的所有医生和其他工作人员。

由于医德高尚,医术精湛,程莘农得到了领导和群众的交口称赞。1946—1949 年,程莘农先后担任了淮阴县仁慈医院文员兼护士学校国文教员、镇江县仁慈医院院务委员兼秘书等职,这些工作既是对程莘农的肯定与鼓励,同时也是对他的挑战与考验。但是,程莘农兢兢业业,工作卓有成效,这段时间,他在淮阴县中医师公会、镇江县中医师公会积累的工作经验,在淮阴县仁慈医院积累的临床诊断实践,使他的业务水平得到了很大提高。

中医乃我国"国宝"之一,有着数千年悠久的历史和辉煌的成就,在几千年历史发展过程中,中医、中药一直为中国百姓的健康保驾护航,更是化解了多次重大疾病和瘟疫,免除了人民的灾难和痛苦。近代以来,随着西学东渐日盛,西医学在中国落地生根,两种不同医学体系并存,冲突在所难免。西医的传入对以传统文化为基石建立起来的中医学产生了强烈冲击。在日益激化的中西医论争中,医界有相当一部分人对中医持轻视甚至反对态度,主张用西医取代中医,认为中医已落后于时代,是封建迷信的骗人把戏。

中国医学界关于中西医比较评判和取舍抉择问题的论争由来已久,其中影响最大的要算"废止中医论""保存中医论""中医科学化"三种思潮。程莘农开始学医之时,正是"反对、消灭中医"甚嚣尘上之时。面对这种局面,程莘农甚至做好了做最后一代中医的准备,但是这并不代表他对中医事业的放弃,相反,他身上又多了一个任务,那便是为中医学正名,光大中医事业。

程莘农心系中医事业的兴亡,自然自觉加入了为中医复兴而奔走呼号的行列之中。他认识到自己在中医界尚属新人,但是也甘愿为中医贡献自己的一份力量。民国期间,国民政府考试院成立考选委员会,组织办理中医师执业执照,程莘农参加了考试,经审查合格,于1947 年获得了国民政府考试院颁发的医师证书。这是每一个医者梦寐以求的事情，程莘农凭着过人的天赋和扎实的医药知识，得到了考选委员会的垂青，以优异的成绩将医师证书揽入怀中。这使他获得了合法行医的身份，从一个乡村郎中，一跃成为国家认可的医生。由于出生于名门望族，再加上师承名师陆慕韩，程莘农医学事业的起点便高于常人，一出道就（1947 年）被破格吸收入淮阴县中医师公会，并于1951 年担任了镇江县中医进修班筹备委员会委员，于 1953 年担任清江市（现淮安市）卫生工作者协会秘书股股长，这是他担任社会工作的开始。

入会之后，程莘农的生活发生了极大的改变，这不单单是一个荣誉，更是为振兴中医事业而扛起的重任。程莘农自认为自己所学的医学知识和临床经验都远远不如公会里的其他前辈，所以他一边虚心向名家名师请教，一边自己摸索学习。程莘农不仅全身心地干好本职工作，还利用一切时间，学习各种知识，取百家之长，融会贯通，不断磨炼。

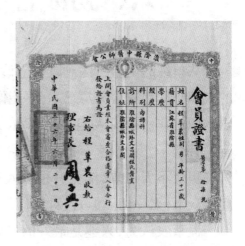

1947 年，程莘农成为淮阴县中医师公会会员

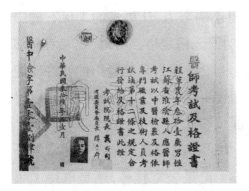

1947 年，程莘农获得医师考试及格证书

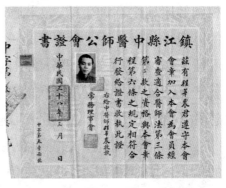

1949 年，程莘农加入镇江县中医师公会

程莘农经历了中国医学事业的挫折时期,他在"废除中医"的嘈杂中毅然决然地选择了坚守,选择了为中医事业的发展不懈努力。年纪轻轻的程莘农没有给自己留后路,因为他心中只有中医事业,他相信博大精深的中医在不远的将来一定会被社会接受,被广大民众所信赖、喜爱,那时便是中医学的春天。

六、初涉管理,医文兼顾

从单纯的坐堂行医到既要应诊同时又要兼顾协会的行政事务,有的人担心程莘农会分身乏术,不能像以前那样再专注于自己坐堂会诊的本职工作。也有人担心,程莘农开始担任医学会职务,会不会从此有了官架子,变得盛气凌人,不再接地气,不会再为平民百姓看病了。这些担忧不无道理,毕竟有很多人在取得成就或官位高升之后,就脱离群众,目无一切。但是,对于程莘农,这种担忧实属多虑。

程莘农认为,兴趣是最好的老师,信仰是前进的动力。他热爱中医事业,愿意倾其所能,尽力为每一位患者消除疼痛,尽力为中医事业发展贡献力量。不管自己到了怎样的位置,这种对医学的热爱之情不会有点滴改变。他对生命有着最纯粹、最本真的信仰,每一个人都有权利健康地生存和生活,如果通过自己的努力,让更多的人保有健康的体魄,不被疾病困扰,岂不是一件功德无量之事。所以,程莘农能够胜任工作,努力做到合理分配时间。他没有因为自己身份的些许改变就把自己放在广大人民群众的对立面,相反,他觉得身份越多,自己对患者、对整个中医事业的责任就越重。

"一心只为患者"是程莘农用一生践行的极其简单却又非常神圣的信条,他从没有背离过这一信条,无论是坐堂挂号,还是取得了荣誉,赢得了头衔。这一初衷永远是程莘农最坚定的坚持和选择。"宠辱不惊,看庭前花开花落;去留无意,望天空云卷云舒",程莘农心中只有患者的安危,无论何时,患者至上,生命最贵。

在中华人民共和国成立前,社会上有"三教九流"之说。"三教九流"是古代中国对人的社会地位和职业划分的等级,常言道"一流推理二流医",在那个时代,医门的地位仅次于从事法律事业的律师和法官,可以算得上是"上九流"。但实际情况并非如此,中医实际的社会地位是非常低的,由人们常常讽刺"乡野郎中"可见一斑。当时,一个郎中的收入只能勉强维持一个三口之家的日常生活,甚至有时也会陷入捉襟见肘的困境。程莘农对此深有感触,有多少医者因为不甘于过艰苦的生活而放弃了这一职业,但程莘农凭着对中医事业的无限热爱与执着,选择了坚持。

当时,动荡的社会给各行各业带来了难言的困境,对于医学和医生,无异于雪上加霜。社会已是民不聊生,百姓只能勉强维持基本生活,如果生病,那简直就是遭受了灭顶之灾,他们根本支付不起诊费,只能放任病情加重。程莘农的生活也受到了前所未有的打击,只能勉强靠诊堂维持生计。就是在这样的局面下,程莘农对广大患者的仁爱之心丝毫没有改变。虽然自家的生活已经入不敷出,但他不愿看到乡亲们因为无力支付诊费而错过最佳的治疗时机,所以他经常无偿为患者诊病。

程莘农一家的生计本来就只是依靠行医诊病勉强维持,全家的经济来源主要是程莘农的诊费。而他总是给患者无偿免去诊费药费,很少考虑自己的处境。在那个医生收入本就微薄的社会,这样一来,更是寅吃卯粮、穷困潦倒。有一次,家人告诉他家中连日常食用的粮食都不足以支撑很久了,程莘农才意识到问题的严重。但是他丝毫没有后悔自己以前的做法,相反,他继续践行着自己作为一名医者的担当。他总是这样想:自己家吃穿稍微寒酸一点算得了什么,把物力和精力用在救死扶伤上才是医学正道。

所幸的是,程莘农坐堂不久,战争就结束了,但一个千疮百孔的社会不可能瞬间恢复元气。程莘农的生活因为战事的终结而稍有好转,但也还是只能维持生计而已。世间的贫苦患者实在太多,程莘农不可能全部相助,但是只要遇到,他就定然无私相助。每当他家的生活出现财政危机时,每当他又把自己的出诊费换作患者的药费时,每当别人不理解他的时候,他总是会想:父亲为什么为我选择了从医这条道路,师父是如何谆谆教诲我的,自己为什么宁愿咬着牙也要坚持这条医路。这一个个问题都让程莘农庆幸自己的选择,在别人看来,医生本就是一个救死扶伤的行业,如果想日进斗金,那就不要进入医学的神圣领地。既然立志做一名合格的儒医,就要把所有的功名利禄都放下,只把患者的安危当作第一要紧的大事。不管生活多么艰辛,既然做了选择,就要坚持下去。因为热爱,因为信念,即便这条路清苦了些,那滋味自己尝来也是甘甜的。

在那个特定的时期,程莘农的书法给了他雪中送炭般的帮助。俗话说:"天无绝人之路",每每回忆起来,程莘农还记忆犹新,历历在目。程莘农从医之余,出于爱好,经常研习书法,他的书法在当地小有名气,许多爱好书法之士都喜欢得到他的作品把玩一番。当时,他的一幅字最多能卖到二十块大洋,这可不是一笔小数目,民国初期,南京市的六口之家一个月的开销满打满算也不过六块大洋。有一段时间,为了糊口,他经常摆地摊卖字。他的摊前,总是人头攒动,其中有的是出于对他精湛医术的仰慕;有的是出于对他书法的赞赏;有的是程莘农原来治愈的患者,为了表示对他的感激,而愿意花高价收藏他的字;有的是听说了程莘农为患者除病解难的事迹,看到一个生活已几近潦倒的医者宁愿靠出卖自己的作品来维持生活,也不愿放弃自己热爱的医学事业,令他们无比敬佩。在当时,这额外的收入成了程莘农养家糊口的重要经济来源。

1948 年,中华人民共和国即将成立,社会各方面都欣欣向荣,程莘农的艰辛生活有了很大起色。但是,从不忘本的程莘农还是保持着艰苦朴素的生活习惯,他认为锦衣玉食也好,衣食无忧也罢,还是食不果腹也好,这都不是他重点考虑的事情。就像自己的工作一样,从默默坐堂的小医生到拿到从医资格的大医生,再到加入镇江县中医师公会、清江市卫生工作者协会并担任领导工作,这其实对于自己治病救人这个最本质的工作来说没有什么大的影响。"钱够吃饭就可以了"是程莘农一贯的想法。

"艰难困苦,玉汝于成",程莘农用自己的行动告诉我们,既然热爱就要为此付出全部,不管自己处于如何艰难的困境中,都不能忘记自己的初衷。因为热爱,所以选择;因为选择,所以坚持。

第 三 章

矢志中医 转攻针灸

一、好学求进，兼修西学

江苏省中医名医辈出，成就卓著，仅史志记载者，至民国时期，历代医家约 4 000 余名，各类医著 3 700 余部，数以万卷。江苏省的地方医学流派较多，世医上百家。鸦片战争后，西洋医学大量传入。民国时期，北洋政府从医学教学和中医管理等方面歧视、压制中医，甚至提出要废止中医，江苏省内的中医界为此进行了不屈的斗争，在此期间江苏省出现中西医会通派，为中西医结合之萌芽。

中华人民共和国的成立给全国的中医带来了曙光。毛泽东主席多次指示："中国医药学是一个伟大的宝库，应当努力发掘，加以提高。""团结中西医"被列为国家卫生工作的基本方针之一。从政治上提高中医的待遇，不少名老中医被选为各级人大代表、政协委员。在这一政策的指引下，全国很快出现了"中西医结合"，推动中西医共同发展的良好局面。中医基础相对比较雄厚的江苏省安排了大批中医进入全民集体医疗机构，让散在民间的中医、推拿、接骨、治伤等传统技术，进入国家医院的殿堂；为名老中医配备助手，提倡中医师带徒，传授中医技术，壮大了江苏省的中医药队伍；大力组织西医学习中医，培养中西医结合人才，开展中西医结合研究，率先办起了中西医进修班，取得了丰硕的成果，在全国做出了表率。

此时的程莘农曾先后在淮阴县中心卫生院保健室、淮阴县仁慈医院护士学校教务处工作，在清江市卫生工作者协会任常务委员兼秘书股股长，以行政工作为主。但他心中念念不忘的还是他喜爱的中医事业，于是向领导提出要求继续从事中医，学习现代医学知识体系。组织上于 1951 年 6 月同意程莘农进入"清江市中西医进修班"学习新知识。他十分珍惜这次难得的机会，抓紧一切时间，努力丰富自己的知识。课堂上聚精会神,一边听讲,一边认真记笔记;每有疑难问题,不是即时提问,就是下课后找老师解疑;并且时常与同学们共同探讨一些相对较难的问题。晚上,完成老师布置的作业后,程莘农还要及时整理课堂笔记,两年多的时间,光整理好的笔记就有好几本。由于他肯下功夫,见解独到,字又写得好,他的笔记成了同学们的范本,经常被同学们借阅传抄。

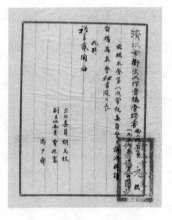

1953年,程莘农任清江市卫生工作者协会秘书股股长

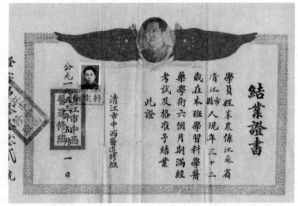

1953年,程莘农在清江市中西医进修班结业,并获得结业证书

　　旁人都很羡慕程莘农,觉得他如鱼得水、志得意满,但程莘农却不这样认为。在他看来学如逆水行舟,不进则退,学习是终生的,不能有一刻的停歇。在他心中,永远都想着学习学习再学习,努力努力再努力。进修期间,他以极大的热情对解剖学、细胞学、病理学和神经内科学等学科进行了深入研修,并把现代医学的原理与自己多年中医诊病的实践相结合,脑子里初步有了"人的神经系统与经络有一定的关系"的思想,也为他将来进行经络学的科学研究奠定了坚实的基础。

二、巧获良机,继续深造

1950 年,卫生部召开了第一届全国卫生工作会议,毛泽东为会议题词:"团结新老中西医各部分医药卫生人员,组成巩固的统一战线,为开展伟大的人民卫生工作而奋斗。"就在这届卫生工作会议上,党和政府将"团结中西医"列为我国卫生工作的基本方针之一。

中华人民共和国成立初期,由于党的"团结中西医"的政策未被认真贯彻执行,故中医教育在很多方面受到限制,1952 年卫医字第971 号公布的《医师、中医师、药师、牙医师考试暂行办法》,要求苛刻,不切合实际,如中医师证书的发放必须符合下列条件的其中一条:"①持有公私立四年学制以上之中医学校毕业证书者;②经卫生部或卫生部授权大行政区卫生部考试及格者;③经省和直辖市以上人民政府卫生主管机关发给中医师证书或考试及格文件者、原领有国民党(或伪满)中央政府中医师证书和考试及格证书者;④经人民政府设立之中医进修学校修业期满并毕业考试及格者等。"而且中医师资格考试规定,考试分为笔试、口试和实际操作几部分,其中笔试又分为必试科和选试科。必试科包括生理解剖学概要、细菌学概要、本草概要、古方概要、传染病概要等,选试科包括内科、外科、眼科、针灸科、正骨科、按摩科等。

这些内容已经大大超出了中医师所应掌握的知识范围。所以在这种背景下,全国能取得证书的中医师寥寥无几。据 1953 年统计结果显示,全国当时合格的中医师只有 1.4 万余人,绝大多数中医师行医资格被取缔,中医药事业的发展因此受到限制。

针对上述状况,毛泽东同志于 1953 年 12 月发表了对卫生工作的指示。1954 年 6 月 29 日,毛泽东再次发表关于加强中医工作的指示,这些指示和指导思想有力促进了全国中医工作,也为程莘农在中医针灸事业上的发展埋下了伏笔,铺平了道路。

作为中医大省,江苏省卫生厅认真贯彻执行中央对中医工作的重要批示。1954年6月,中共江苏省委统战部、江苏省人民政府卫生厅联合召开江苏省第一次中医座谈会。出席会议的有江苏省各市、县中医界知名人士或有中医学专长者。根据与会代表的一致意见,决定成立江苏省中医院、江苏省中医进修学校(南京中医药大学前身)。1954年10月20日《人民日报》发表了题为《贯彻对待中医的正确政策》的社论。11月23日,中央批转中央文委党组《关于改进中医工作问题给中央的报告》。报告指出:"团结中西医,正确地发挥中医的力量为人民保健事业服务是中央已明确指示的一项重要的卫生工作方针""吸收中医参加大医院工作是组织西医学习和研究中医,促进中西医合作,提高医疗机构的一项重要措施""加强对中医医疗机构的领导""在没有设立中医医疗机构的大城市应视当地条件适当增设"。江苏省卫生厅认真贯彻执行中央对中医工作的重要批示,办了许多实事:①全省于1955—1956年共为15 000名中医安排了工作,其中1 800名中医进入了公立医院;②自1956年上半年起,各地区大力开展西医学习中医的活动,举办了多期学习班……

在这样的情境下,1954年9月,应江苏省人民政府邀请,我国近现代最著名的针灸学家和中医教育家之一,现代针灸学科的奠基人承淡安先生赴南京参加筹建江苏省中医进修学校和江苏省中医院工作。同年10月30日,江苏省人民政府任命承淡安为江苏省中医进修学校校长。

承淡安先生教学管理经验也极为丰富,于1930年在苏州望亭创办了中国针灸学研究社——中国医学教育史上最早的针灸函授教育机构。并于次年出版《中国针灸治疗学》,申明可为购买图书者免费解答书中疑问,引起读者的极大兴趣。研究社迁址无锡后,又先后出版《经穴图解》《经穴大挂图》《百症赋笺注》《经穴歌诀》等著作。

1933 年 10 月 10 日,在原先只限于社内交流的《承门针灸实验录》基础上,创办了我国最早的针灸学专业刊物——《针灸杂志》。此时,承淡安亦放弃使用中西药物的传统方法,专以针灸治病。因此承淡安先生可谓是筹建江苏省中医进修学校的最佳人选。在承淡安先生的正确领导下,学校迅速组建起来。

一个人的成长无不受其所在环境及历史因素的影响。每每回忆过往,程莘农无不感慨,感激承淡安先生在其人生道路上的重要作用。

如果承淡安先生没有被邀请参与筹建江苏省中医进修学校,如果没有校方的破格录取,程莘农便会错失这个中医进修的机会,那么人生之路也许会是另外一番境况。对于当时年仅 30 多岁的程莘农来讲,承淡安先生之名如雷贯耳,先生的生平及他对中国中医事业作出的贡献更是令程莘农佩服得五体投地。承先生对中国中医事业的无限热忱以及其对医学"俯首甘为孺子牛"式的奉献精神都激励着程莘农,他心中蕴藏着对承先生无限的崇敬,并把承先生视为自己的榜样,一心想着有生之年也能像承先生那样,把中医事业的发展作为毕生所求,在中医史册上留下浓墨重彩的一笔。

1955 年 1 月 21 日,江苏省人民政府向本省各市、县人民政府发出选送中医进修、针灸专修两班学员的通知。1955 年 3 月 13 日,由承淡安先生参与筹建的江苏省中医进修学校在南京市朱雀路邀贵井 14 号举行了学校成立大会和第一期中医进修班、针灸专修班开学典礼,由此拉开了针灸高等教育的序幕。

当这个鼓舞人心的消息传到程莘农耳中时,他的心中激动万分,久久不能平静,恨不得能立马飞奔到现场报名。然而,没想到的是命运之神却无时无刻不在考验着我国针灸界的第一位中国工程院院士。

程莘农知道中医进修班、针灸专修班开学的消息时,第一批中医进修班的 60 名学员已经全部选拔完毕,即将开学。这就意味着他错过了报名和选拔的时间,他的心情立刻跌入谷底。正值青年的他自信和抱负均满满，心想如果报名并参加了选拔而没被选上，那么是自身存在不足，自认不合格，可是现在连报名参加候选的机会都没得到，就已经失去了这个宝贵机会，心中满是不甘心与遗憾，就这样放弃吗？就这样错过梦寐以求、千载难逢的进修提高的机遇吗？程莘农在心中不停地问自己，但每一次追问都让他更加坚定地追随自己内心的渴求——一定要争取到这个宝贵机会，不达到目的，决不放弃努力。

于是，倔强的他接二连三地找校长申诉，找副校长请求，找单位领导说情。"我当时脑子就一件事情，找领导求情，给我一个机会。行，就上；不行，就踏踏实实工作。那时找完学校找单位，找完单位找学校，一次不行，找两次，两次不行，找三次，毕竟咱还上着班，咱错过了学校的报名和选拔工作，不占理儿。"每次谈到这里，他的脸上都露出孩子般的笑容，仿佛庆幸领导没有被他一次次的求情而弄得心烦，并将他拒之门外。精诚所至，金石为开，单位和学校终于被他感动，同意他参加考试，为他设立特殊考场，一旦通过就破格录取。

后来，学校将包括政治、中医基础、方剂、中药等在内的试卷寄到卫生院，对程莘农进行单独考试。对于这一段奇遇，程莘农每每讲起仿佛就发生在昨日，新鲜如初。他平静地说："那天我刚下班，院长就推门进来通知我晚上加班参加考试。"就这样，在没有任何准备的情况下，他只用了一个晚上便答完了所有试卷，顺利通过了考试，于1955年6月被破格录取为第61名学员。

他这么大动静为自己奔走争取这次考试，甚至都没有考虑后果——万一没考上怎么办？单位的领导和周围的同事怎么看？他争取来的仅仅是一个参加考试的资格而已。这场考试没有给他预留备考时间，没有提前通知他考试时间，甚至都不是休息时间，通宵答卷，这样的考试条件放在当下近乎苛刻，但"是金子就会发光""机会是留给有准备之人的"，没有一个人是可以不通过努力而获得成功的，今天的成绩需要多少个努力付出的昨日才可以堆砌？这场看似无准备之战的胜利难道不是对程莘农二十余年踏实习医之路的肯定吗？虽然这件事情在程莘农口中是轻描淡写的，但在我们听来确是惊心动魄一般。据说阅卷的老师在看过他的答卷后，拍案叫绝："想不到苏北还有这等奇才！"

　　第一期中医进修班、针灸专修班人才济济，后来多位中医大师和针灸泰斗都出自本期进修班，除程莘农外还有董建华、王玉川、王绵之、颜正华等。当年江苏省中医进修学校破格录取程莘农时，哪里能预知当年编外的第61名学员会成为一代针灸泰斗、国医大师、中国针灸界乃至中医界第一位中国工程院院士，大有"今日我以学校为荣，明日学校以我为荣"之势，但是也正是这次特殊的考试和奇特的经历，改变了程莘农的从医道路和人生命运。

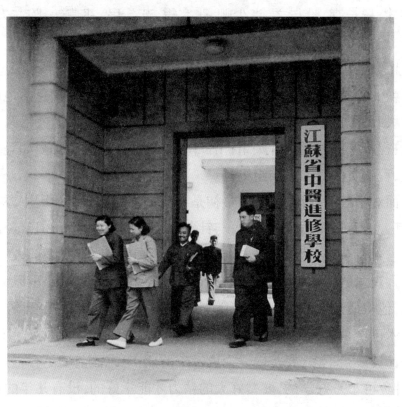

江苏省中医进修学校

三、顾全大局，结缘针灸

程莘农考入江苏省中医进修学校后，进入第一期中医进修班学习。1956 年 3 月 7 日，江苏省人民委员会批复：同意将"江苏省中医进修学校"改名为"江苏省中医学校"。同年 3 月 29 日，程莘农学习期满，成绩合格并毕业。当年江苏省中医学校第一期中医进修班的优秀学员大多毕业后留校任教，程莘农亦在其中，同期留校任教的尚有董建华、法锡麟、许履和、王玉川、许济群、曹种苓、王绵之、印会河、丁光迪、汪幼人、许浚之、唐锡元、施仲安、张锦清、李济人、李锄、王韵白、张谷才、杨长森、哈与之、肖少卿、张宗震、苏新民、祁燕然、陈亦人、朱启明、杨兆民、何兴伯、刘再朋、颜正华、吴贻谷等。

留校任教对于程莘农来讲着实是一个让人热血沸腾的好消息，自己喜爱的领域，熟悉亲切的领导，各有建树的同事，可好消息落地后却让他大呼意外——当时学校根据具体情况，分内科组、针灸组两大教研组，程莘农被分配到针灸组，由江南针灸名师李春熙、孙晏如等教授带教，程莘农担任学生小组组长。

面对学校的安排，程莘农最初是有些抵触的。究其原因主要有三个：其一，当时的观念认为中医与针灸医生虽都穿白大褂，但针灸医生却站着像剃头匠，蹲着像修脚行师父，扎扎戳戳，地位明显低人一等。受这种观念的影响，程莘农当时亦认为针灸是小医道，内心不以为然。其二，他从最开始习医到现在，随老师学的主要是中医方药，开方抓药的技术已经驾轻就熟、得心应手。虽然也做过一些针灸的实际工作，但对针灸涉猎不多，要是中途换成针灸的话，一方面前功尽弃，另一方面，针灸可不是好学的，要费好大的精力才能学好的，没有几年的从业经验，是不能练就上乘的技术。最后，小组长也不是好当的，一方面组员在专业上都是有一定经验的医生,作为组长要在业务上有所成绩才能服众,另一方面还要起组织作用,组织大家一起学习、一起讨论、一起讲课,所以任务非常艰巨且富有挑战性。

尽管有些想不通,但是想到这是领导与组织的安排,无论是方药也好,针灸也罢,都是为振兴中医事业做贡献。尽管他内心不满,但是为了顾全大局,还是接受了这个艰巨的任务。他暗自忖度,一定要把针灸学好,否则对不起当初的选择。

回忆起这段经历,程莘农对《21世纪中医现场:田原访谈录》的作者田原这样说:"后来我们在南京进修,就分配了。我们的学校根据北京医科大学的一个条文进行分组,你干这个,他干那个,就把我分到了针灸科。当时我心里那个不舒服啊,但是不敢讲话,哎呀,我说倒霉了,我干了针灸。而且还被分配到针灸教研组当了组长,那个时候不叫主任,就是组长。

我那会儿都三十多岁了,再学什么学得都慢了。看了很多年的病,中医的医师证书我都拿下来了。习惯了开药方子,却被分配到针灸组工作,没有办法,还得从头学起。要服从党的领导嘛,不能讲二话的,叫你干什么你就干什么。我一想,干就干吧。但是呢,我对这个针灸啊,连穴位在哪儿都不清楚。只知道经络,还不知道怎么扎针。"

通常,人们在人生的十字路口,总是充满彷徨、犹豫和踌躇。程莘农在从"用药"到"用针"的转折中内心并不平静。

那时觉得"针不如药"的程莘农很是想不通,孙晏如、李春熙两位老先生就不厌其烦地开导他:"针灸是一门很深的学问,很多问题我们一辈子都没弄懂,何成小医道!"二老的谆谆教诲,似甘霖般滋润着程莘农的心田,使其逐渐转变了思想。

孙晏如精湛细腻的运针手法,李春熙惟妙惟肖的五行配穴,和他们神奇的治疗效果,这些都让程莘农仰慕不已、心悦诚服。在两位老师的悉心教导下,程莘农开始慢慢接触针灸的基础知识,并且在临床中亲眼见证过两位针灸大师运用高超的针灸技法为广大患者祛除病痛的实例,从而对针灸这种不开药的神奇的中医传统方法有了切身感受。慢慢地,程莘农心中的抵触情绪被消除了,取而代之的是对针灸的浓厚兴趣和深深热爱。他决心改弦易张,割爱从针,一切从头开始。

就这样,程莘农阴差阳错地与针灸结下了不解之缘,也为他开拓针灸事业,不断光大中医奠定了基础。

然而,夯实基础却让程莘农煞费苦心。正如前面所讲,学了二十年中医,三十多岁却要转攻针灸,谈何容易?即使通过死记硬背可以将经络和穴位记牢,可是如何灵活组方呢?如何运用针灸技法呢?摆在面前的问题哪个也绕不过去,更不要说领导下达的限期任务。

他曾向作家田原回忆道:"我们江苏省中医学校的由崑副校长,限定我们必须在两个星期内,把《十四经发挥》全部背熟。我就得现背,可是怎么背呢?前面刚背完,后面就忘记了,老也记不得,怎样也记不得。我们这个由崑副校长相当厉害呀,他也是中医,而且还是卫生团的团长,他布置的工作,那非做到不可。但是我怎么背,也背不下来,挺难。最后啊,我想,唱戏的演员没有忘记台词儿的。我喜欢看京戏呀,虽然我唱得不好。

以前我学中医的时候,我的老师家离大戏院比较近,每次下午老师出去了,我们就花八个铜钱,去看最后一出戏,最后压轴的是好戏呢。看完回来,老师也回来了。我就琢磨着,我要是把这个穴位编成戏,唱出来,兴许能记住。一唱就唱熟了。唱熟了我就到由校长那儿去了,我说我可以背给你听,我就背,但是我不能唱戏呀,我就按着戏词儿那么背。由校长说,不行,太慢了,哪有这么慢的,没过关。没过关怎么办呢?我还唱戏,这回我改流水板。这个快啊。我又唱熟了,到由崑副校长那儿去,我就用流水板的方法,背给他听。他说行了,去吧。我就这样过关了。我才用了两个星期就背下来了,后来我教学生,也就给他们两个星期时间。"

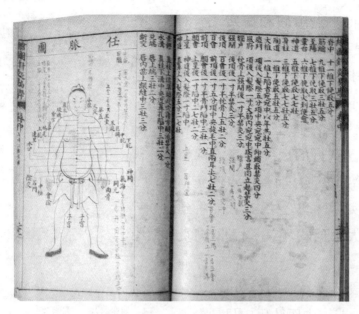

程莘农学习时经常在书上做笔记

现在本科教育中有关经络腧穴的教学设置都是按照一个学期设定的,相比之下,两个星期完成任务不得不说是打了一个漂亮的胜仗,开了个好头,让突换专业的程莘农倍添信心。

于他而言,针灸是一个陌生的领域,因此需要做很多打基础的工作,而且一定要研究透、弄明白,否则想要在针灸上有所作为几乎是不可能的。初战告捷的程莘农为了打好基础,一头扎进图书馆,开始仔细研读《黄帝内经灵枢》《难经》《针灸甲乙经》《针灸大成》等针灸书籍,只要学校图书馆有的藏书,他都一部不落地通读或摘录,并且反复研读,摄取要义,不断加强针灸知识与技能。

回忆起当年初涉针灸领域的情景,程莘农很是感慨:"老师对我的栽培之恩,令我终生难忘。如果没有恩师的大力奖掖和倾囊相授,就没有我的今天。正因如此,我从医几十年,从不敢说大话。只要我不如别人的,就直接向别人请教,我自己有什么好的经验,也会毫无保留地全部教给学生们。"这是怎样的一种虚怀若谷和高风亮节啊!

面对医学,程莘农谨小慎微,极其严谨。在他看来,学术神圣,绝对来不得半点虚假和搪塞。面对医学，程莘农认认真真，不说大话，在他心中，白就是白，黑就是黑，绝不允许本末倒置，伪造数据。面对医学，程莘农心怀感恩，不忘回馈，他把自己获得的成绩都毫无保留地回馈给了社会，而且点点滴滴都落实在实际行动之中，让人们看到了一种大医至诚、仁心仁术的高贵品质。

这段针药易辙的经历，成为一段佳话。或许中医队伍中只是少了一个开药方的医生，但针灸界却多了一位名扬海内外的学术泰斗。

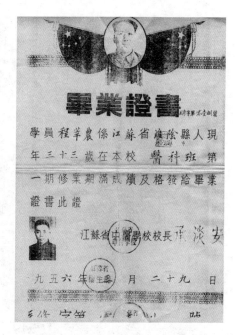

1956年，程莘农于江苏省中医学校医科班毕业

四、转益多师，学有所成

针灸学是一门具有独特思维方法和独特手法技艺，以隐性知识传承为主要特点的学科。隐性知识又称默会知识，如中医"只可意会不可言传"的悟性知识。默会知识在本质上非常个体化，涵盖复杂的概念，镶嵌于实践活动之中。

针灸学的这一大特点在程莘农心中很是明了，要不然也不会有最初的担心——针灸要费好大的精力才能学好，没有几年的从业经验，是不能练就上乘的技术。如何将理论与实践相结合呢？虽然当时是院校教育，但是师徒相授的模式一样存在，自己走上医学道路也是靠师父领进门，况且"别裁伪体亲风雅，转益多师是汝师"，医学领域最讲究互相学习和互相借鉴,不仅仅要借鉴一位师父的,还要转益多师。转益多师,师承多门,为程莘农掌握精湛的医术,进而最终成为一代国医大师奠定了坚实的基础。

江苏省中医学校最早的针灸教研组有29位针灸工作者,由李春熙和孙晏如两位前辈作指导,统称针灸组,组长是程莘农,因此他的医术主要秉承于孙晏如医生和李春熙医生。

孙晏如重视经络学说和循经取穴,尤其重视经络学说的临床应用,他常常说:"知其要者,一言而终,不知其要,流散无穷。"教导后学,启发后人一定要通晓经络,熟识穴位,他认为经络学说是古人几千年来,从长期的临床实践中所发现的原理和治病规律,不是凭空臆想出来的,而是有它客观存在的物质基础。不认真研究经络,将会有废经存穴的倾向,针灸只能成为一种治疗手段,疗效将得不到提高。他还提出:"要发扬挖掘古人宝贵的学术经验,经络是值得研究的,决不可轻易放弃,在临症时强调辨证施治、循经取穴,宁失其穴,勿失其经,按经用穴。"受其影响,程莘农在临床上提出了归经辨证主张,明确诊断,提高疗效。另外,孙晏如重视中医基础理论的研究,特别强调:"要精通针灸,必须重视中医基础理论的研究,要在中医经典著作上下功夫,博览群书,不断提高中医学术水平。"在临床上则强调针灸与汤药并重,根据病情的需要,适当地加以选择和配合,针药兼施。这些学术观点,影响并指导程莘农一直在临床上应用并不断完善。

孙晏如不仅是一位有造诣的针灸学者,还是一位有思想的针灸教育者,自有教学之道,当程莘农向他求教时,并不急于教他具体技术,而是因材施教,循序渐进,通过启发,让程莘农自己觉悟。

程莘农曾回忆道:"我跟孙老说,我不懂针灸,叫我当针灸教研组的组长,太困难了。他说,过两天,精神好一点,我再跟你谈谈,就走了。我们是师徒关系,我就给老师倒尿壶,那时候我都30来岁了。他每天都很忙,我一边干活,一边找机会和老师说话,看老师没有事了,就问老师今天忙不忙?他说,不忙。我说,那您跟我谈谈?他说心(属火)肾(属水)不交,中医用什么方药呢?你会不会开方子啊?我说会开啊,就开了一张方子,里面有黄连、肉桂,就是治心肾不交的。他说,哦,你会用,那你不用黄连、肉桂,你用神门穴(手少阴心经穴位),太溪穴(足少阴肾经穴位)这两个穴位,作用和黄连、肉桂同不同啊?我说,同啊。他说你再开一张方子,不用这两个穴位,还能用什么穴位呀?我说针灸我不会开。他说,用内关穴(手厥阴心包经上的八脉交会穴),三阴交穴(足三阴经交会穴)不是一样的吗?我一想,是啊,可以啊,这第二张方子也对呀。他说你再开一张方子。我说我更不会了,他说你怎么不会呀?道理不是都懂了吗?用背部的心俞穴、肾俞穴,不也交通心肾吗?哦!我说可以呀。孙老师还说,一个医生至少要会开三张方子,不会开三张方子你就不能当合格的医生。为什么呢?过去我们看一些医生在一起看病,他用了神门穴、太溪穴;我就用内关穴、三阴交穴,我还能用心俞穴、肾俞穴,不至于尴尬呀。他说你懂了吗?"孙老师这一问,程莘农虽然没有直接回答,但心中豁然开朗,恍然大悟。针灸处方跟开中药方子的道理是一样的,健脾开胃就用足三里穴(开足阳明胃经),三阴交穴(开足太阴脾经),没用两个钟头的时间,中医基础深厚的程莘农就全明白了。这次求教在程莘农心中打下了深深的烙印。此后,他举一反三,触类旁通,日积月累,医技渐精。

太渊穴养阴补肺,功同沙参;血海穴能去血中之风,功同荆芥;风门穴疏散风寒,与紫苏相似;人参、黄芪一类的补药功同足三里穴,大补元气;阳陵泉穴疏肝利胆,与柴胡、竹茹同;大椎穴能调营卫,与桂枝、白芍相似;风门穴疏散风寒,与紫苏相似;宣肺止咳,中药用桔梗、杏仁,穴位用列缺穴。脾胃虚弱、中气下陷,药方用补中益气汤,扎针就用百会穴、气海穴、关元穴、三阴交穴、足三里穴。气海穴、关元穴就如党参、黄芪;百会穴如同升麻,可升阳举陷;阳陵泉穴同柴胡,可疏肝利胆;足三里穴、三阴交穴健脾和胃、调补气血,如同白术、甘草、当归。加在一起,就是用穴位组成的"补中益气汤"。这也成了程莘农日后穴药同性,针药并用体系的源头。

孙晏如毕生从事临床实践，医务繁忙，空暇很少，除了20世纪50年代在杂志上撰写了一些论文，未有专著问世。及至暮年，正当孙晏如着手整理自己的临床经验时，病魔却过早地夺去了他宝贵的生命，医案手稿不知去向，仅留下了20世纪30年代末撰写的《针灸类纂》手稿二册，《针灸治疗学纲要》手稿一卷。其遗墨虽寥寥无几，然其一生为振兴中医，发展针灸事业，奋斗不息的精神，永远留在程莘农心中。

李春熙治学严谨，工作勤奋，早年就读于针灸名家承淡安先生门下，通晓《黄帝内经灵枢》《针灸甲乙经》《十四经发挥》等针灸古籍，重视经脉循行及交会穴的应用。他先后主编和参加编写了《针灸学讲义》《针灸学》《中国针灸学概要》等著作，研制了人体经穴立体模型、经穴挂图。在针灸临床治疗方面有丰富的经验，其编著的《针灸学讲义》为当时江苏省中医学校的主要教科书，对经络、腧穴、针灸手法以及常见病针灸治疗有了比较系统的描述。程莘农对这本书爱不释手，白天跟随李老师出诊带于身边，晚上将心得体会记录在书本上，这本书保存至今。在程莘农教学过程中，经常拿出来作为教科书指导学生学习。其中标注的关于五输穴、八会穴的渊源、交汇、主治病症和临床应用规律，对程莘农学术观点的形成有较大的影响，如经络研究之归经辨证等。

程莘农跟随李春熙老师学习点穴时，由于李老师是江苏淮阴人，得知与程莘农是老乡，李春熙将自己从1935年参加第一届中国针灸学讲习所以来与承淡安长期从事针灸的经验手把手地教给了程莘农。当时的针灸教学工作是全无教材教具的，南京的冬天非常寒冷，为了切身感受点穴，程莘农毅然脱下衣服，让老师和同学们在他身上操作示范，切身感受穴位部位和手法力度。身体本来就单薄的程莘农全然不顾自己的身体状况，他心中想着，有这么德高望重、医术高超的老师为自己指导，一定要抓住一切机会向他们学习，自己丝毫不能懈怠。既然选择了针灸这条路，便要让这一根根银针在自己的手中发挥最大的功效。

南京针灸学派众多,学术气氛活跃。当时承淡安、叶橘泉任江苏省中医进修学校校长、副校长,程莘农长期在这样的环境中生活和学习,耳濡目染,日夜熏陶。独学而无友,虚心向各位师父学习,不耻向同门同学求教,是医学精进的必由之路。每位师父都有自己的专长,唯有转益多师才有机会将大家的长处融会贯通,为自己医术的提高提供强大助力。

通过学习和临床实践,程莘农很快就能运用针灸独立应诊了。随着针灸学习的日益深入,他逐渐沉醉于针灸学习和针灸诊疗中,慢慢意识到自己当初的某些看法的确有失偏颇。他学针灸后的第一个月,一位家长带着患有神经性尿频的孩子来找程莘农,哭着对程莘农说:"孩子15岁了,每天晚上都尿床,我们到处求医,为了给孩子治病已经负债累累,但总是叫人失望,一直不见好转,求您务必给治一治。"由于用针灸治病时间不长,程莘农虽然很想治好孩子的病,但却不敢夸口。他一边用心治疗,一边对孩子的母亲说:"我用针灸试一试,如果你来10次不见效,那我就无能为力了。"听了这话,孩子母亲露出了一脸无奈。然而,她们只来了两趟,孩子的顽疾就痊愈了。孩子母亲又惊又喜,连连向程莘农道谢。

一位患面神经麻痹的老年女性多方求医,但病情就是不见好转,已经几近绝望,要放弃治疗了。在这样的情况下,有人向她推荐了程莘农,说这个医生不开药方便能治好你的病。于是,这位患者决定来试一试,当时并没有抱多大希望。令人感到神奇的是程莘农只用了10天,硬是把她的"嘴歪眼斜"给纠正了过来。又继续治疗了一段时间,这位患者竟然完全恢复了,她可以像正常人那样灵活自如地谈话,放声地欢笑,这是患者做梦也没有想到的。

再如,一位外伤性截瘫患者,大小便失禁,无法行走,经过多次求诊总是不见效。他找到程莘农后,程莘农仔细了解了这位患者的病情,对症下针,针针见效,只用了两个月的时间就彻底帮他解决了问题,患者最终幸福地成了家。

这些活生生的案例让程莘农意识到，作为一名针灸医生，即使不开药方也能治大病。再有患者来找他看病，他跳出了以前中医的某些医案，专门用针灸为患者疗疾。从此，他成了一位名副其实的不开药方的医生。这样做还有一个原因就是让那些看不起针灸的人看看针灸真正的疗效。当然，程莘农还是很客观地强调："尽管针灸成本低、无消耗、见效快，但不能万病一针，针药还是各有所长的。"

五、拓荒教育，苦心钻研

建校之初的江苏省中医进修学校，可谓是大腕云集，任课教师尽为国内医界显赫名家和杏林著名老宿，而且开设的课程也极为全面，共开设了32门中西医课程（涉及中医古典医籍和现代医学著作）。其中包括江苏省卫生厅副厅长、江苏省中医进修学校中药学院院长叶橘泉教授讲授《中药药理学》；针灸学家、针灸教育家、江苏省中医进修学校校长承淡安教授讲授《中国针灸学》；承淡安教授高徒，原苏州中医学校教师李春熙老师讲授《腧穴学》；江苏省中医院院长、肾病专家邹云翔教授讲授《中医诊断学》；江苏省中医院内科主任曹鸣皋教授讲授《内科常见疾病的诊治经验》；江苏省中医院儿科主任江育仁教授讲授《儿科常见疾病的诊治经验》；宋爱人教授讲授《伤寒论》；时逸人教授讲授《黄帝内经》和《时氏温病学》；周筱斋教授讲授《中国医学发展史》；《伤寒论百家注》作者、原国家卫生部中医司顾问吴考槃教授和朱襄君老师讲授《金匮要略》；樊天徒教务长讲授《中药方剂学》。此外，《生理学》《组织学》《解剖学》《细菌学》《公共卫生学》等西医课程，均由西医学界著名的主任、教授任课，如南京医学院解剖教研室主任张世明教授讲解人体解剖的相关知识。

学校质量的关键在于教师的质量,然而这样群星璀璨的教师阵容仍然掩盖不住建校初期的困难——缺教材、缺师资。这些老师由于没有教学经验,加上从确定建校到第一批学生入校之间的间隔只有不到半年,因此老师们的准备也相当仓促,只能将自己过去的著作临时改编后用作教材,以应急需或是边教边写。通常在上课前一周老师会把教材印好发到同学们手中,所以当时他们用的教材都是一页一页的,根本不能成书。临时编写的教材内容涉及的学术观点,如中西医结合、专科衔接等方面,均不同程度地存在问题,学员反映强烈,每每出现会导致课上不下去。

时任副校长的由崑是刚从部队转业到江苏省中医学校的,看到如此局面,便和承淡安校长商量如何摆脱教学上的"两缺"问题。由校长提议采取部队"官教兵、兵教兵、兵教官"的教学法,把学员发动起来,学员上课堂,学员教学员,互教互学,能者为师。

在师资培养方面,校方考虑到当时的在校生原先都是医生,有一定的专业基础,其中不乏理论知识、临床经验、语文修养、写作水平以及演讲口才较好的尖子人物,而且正值年富力强,只需要因材施教加以培训,就能成为很好的老师。因此在第一学期结束后,学校就组织部分学员开始进行"交替教学法"的实践,即对某一门重点课程,选择数名学员组成一个教学小组,在原主讲老师的指导下,总结教学中的得失,研究修订教材的原则,以及制订大体内容和统一要求,然后分工负责修改,最后经老师审核定稿,再由小组成员分别备课、试讲。

由于业务熟练,进步明显,又有行政岗位工作的经验,经过多轮"交替教学",程莘农成绩凸显。在老师的提携和相关领导的大力举荐下,程莘农走上了针灸教学的岗位。从此,他的肩头又多了一份重担,这既是一种挑战,更是一个机遇。

教师的培养既需要时间,又需要实践,为了解决时间紧张的问题,学校就得用晚上的时间训练所有来自南京的针灸医生。程莘农既要教课,又要管理两个班一百多位针灸医师。他要求能者为师,教学相长,随时交谈,取长补短,集各家所长为我所用,学术气氛非常浓厚,成为参与者十分怀念的一段美好记忆。程莘农回忆道,当时的学术辩论气氛很浓烈,也很友好。同仁们个个都是高手,又都研习刻苦,每遇问题,都会各抒己见,不论问题大小,或一个观点,或一个出处,甚至是一个用字,都会争论得面红耳赤,真正显示出百家争鸣、百花齐放的治学氛围。

针灸教育在江苏省中医进修学校取得了长足的进步和不菲的成绩,成为其他中医学校开展针灸教育的范例。为此,学校在全省开展巡回教学,程莘农积极参与,任针灸巡回教学组组长,深入基层开展工作,负责南京市 100 余名针灸医师及各县市针灸医师的进修学习,足迹遍及江苏省 8 个专区 20 个县,推动了当地针灸学术的发展。

与此同时,教材的编写工作也一并铺开。由崑副校长想出了一个办法,就是全面发动师生,尤其是放手让进修班的学员们边学边干。他们在课余收集资料,讨论纲目,分工编写,并在课堂教学中试用后,又多次易稿,最后成为中医系统教材。

六、创编教材,承上启下

早期的针灸教学工作几乎是全无教材教具,大家一边学习,一边自己制作教学工具。就是在这样艰难困苦的条件下,程莘农负责的针灸教研组开始了针灸教学方案、教学方法的讨论,组织编写针灸教学讲义,研究绘制腧穴直观教学挂图等等,作为富有经验的针灸组负责人,程莘农积极谋划,为编写教材做了大量工作。程莘农加入针灸学科教研组以后,对江苏省中医学校针灸学教研组编著的《针灸学》讲义进行修改和补充。首先改变过去的编写体例,从肯定中医传统理论入手,直接增加针灸经典文献的注解,举出《黄帝内经》《难经》《针灸甲乙经》《备急千金要方》《千金翼方》《外台秘要》《铜人腧穴针灸图经》《针灸大成》《循经考穴编》等文献的经文释义,对有关经络腧穴的内容进行系统的分析和补正,理顺了经络循行、腧穴部位和主治病症的关系,从而解释了"经络所通,主治所在"的规律。又从文献的角度,客观论述了腧穴主治规律的经络联系,使经络学说的临床应用更有生机。

程莘农带领教研组的同事们集中精力,先后整理校注了大量针灸学著作,尤其是最为基本的古代针灸学经典著作,为针灸专著的普及推广提供了极大方便,富有开创性。通过对古代经典医学著作的现代翻译,程莘农和同事们得到了大量的启迪和心得,并有许多新的发现。由此他们提出了许多新理论、新观点,补充了以往许多理论的不足,也纠正了旧有理论的弊病,同时还推陈出新,提出了许多富有见解的理论,获得了许多新颖而富有实效的成果,得到了领导和同行的一致赞同和好评。在时任校长承淡安及副校长叶橘泉等人的精心组织下,我国中医药高等教育的第一套教材应运而生,为推进中国的针灸教育事业进行了宝贵的尝试,积累了丰富的第一手经验,为针灸教育的长足发展做出了极大贡献,促进了我国中医教育由传统的师承教育向现代的学院教育转变。自 1955 年底到 1958 年的短短三年时间里,在中医药高等教育刚刚起步之际,江苏省中医学校共编写出版中医药教材 28 种,共 740 万字,尤其是《中医学概论》、《中药学概论》和《针灸学》,发行量之大、影响之广、赞誉之高,被出版界和教育界视为划时代的创举。这对以后全国中医药高等教育统编教材的编写起到了奠基作用。

1956 年 9 月,主管江苏省卫生厅工作的吕炳奎同志被调到卫生部中医司任司长,这年冬天,程莘农携带全组研制的《经络循行与病候关系示意图》,亲自向卫生部及首都中医界进行汇报。因党中央、国务院正在制订党的中医政策,此项工作在当时的中医界引起了很大反响,对学校的中医教研工作起到了积极推动作用。

　　1957年4月，卫生部介绍朝鲜民主主义人民共和国相关人员来江苏省中医学校学习。他们对中国的《难经》很感兴趣，希望校方开设这门课程。谁来担此重任？就在领导犯难之际，程莘农站了出来，毛遂自荐，勇挑重任。从此，他一头扎进《难经》里，边阅读，边查字典，逐字逐条进行翻译，对《难经》中的每一句话，都要翻译得明明白白，先直译，然后根据字面意思，举例验证，还要旁征博引。最后才将这些翻译过的稿子拿出来作为教材，一节一节地讲给学生听。就这样，他一干就是半年多。半年多的时间过去了，程莘农圆满地完成了教学任务，并与前来学习的人员结下了深厚的友谊，《难经语译》也由此诞生了。学习人员听后比较满意，回赠校方朝鲜的图书《五行针》一册、《四象方》一卷，非常珍贵。

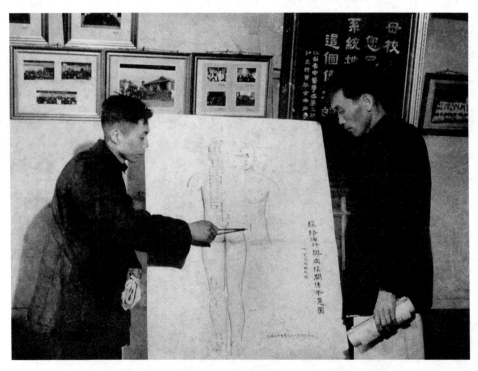

1957年，程莘农给平壤医科大学医师金光一上课

《难经语译》及程莘农以后撰写的《难经概述》,从释义和理论上对《难经》这部中国医学的著名论著进行了科学的提炼和概括,特别是针对《难经》辨证施治的实践和理论体系进行了应用性的提升。直至程莘农调至中国中医研究院(现中国中医科学院)之后,他一直担任《难经》的教学工作。当时正是国家卫生部开始重视中医古籍语译工作之时,校方将程莘农编著的《难经语译》初稿印行并选送到卫生部,中医顾问沈德建组织的专家组审阅后,认为文意虽然通俗,但可以促进中医古籍语译工作的开展,给予较高的评价。这本著作的出版,对中医古籍学界的影响很大,促进了中医古籍语译工作的开展。之后,大量《黄帝内经灵枢》语译中医专著相继问世。

程莘农为针灸教育乃至中医教育呕心沥血、鞠躬尽瘁,做了大量工作。这些教材对针灸的推广和普及起到了极大的推动作用,促进了针灸教育的大发展与大繁荣。

第|四|章

奉调进京　热血奋斗

一、发展中医，北京优先

中华人民共和国成立前，中医是中国土生土长的医疗方法，医学界都知晓中医，它强调整体观念，而不是头痛医头、脚痛医脚，所以疗效可能不会即刻体现，但是长久的效果还是极佳的。其实中医学有非常科学的理论基础，并且已经被证明了其存在的科学性。中医学以阴阳五行作为理论基础，将人体看成是气、形、神的统一体，通过望、闻、问、切，四诊合参的方法，探求病因、病性、病位，分析病机及人体内五脏六腑、经络关节、气血津液的变化，判断邪正消长，进而得出病名，归纳出证型，以辨证论治原则，制定"汗、吐、下、和、温、清、补、消"治法，使用中药、针刺、艾灸、推拿、按摩、刮痧、拔罐、气功、食疗等多种治疗手段，使人体达到阴阳调和而康复。

中医治疗在协助恢复人体阴阳平衡方面是大有裨益的。中医在古代可算得上是一颗璀璨的明珠，也涌现了一大批伟大的医学家。1954年6月，毛泽东主席站在国家的高度、民族的高度、人民健康的高度，发布了重视发展中医药的指示。为了响应毛主席的号召，也为了继承和光大我国的中医事业，来自全国各地、大江南北的医界人才都汇集到北京，可谓是群贤毕至，少长咸集。大家都怀揣着自己的中医梦，准备大展拳脚，想要通过自己的努力，把中医事业继承和发展下去，造福全人类。与此同时，中华人民共和国成立后，各行各业开始复苏，为中医事业的恢复和发展创造了一个安定的社会环境；国家对中医的态度实事求是，充分肯定其科学性，并准备大力推广，这对广大中医界的仁人志士来说，无疑是一件值得奔走相告的大喜事。医者们看到了中医复苏的春天。

同时，国家站在民族文化传承的角度上考虑，决定把中医事业纳入国家正规的教育系统中来,通过国家教育的方法使我国中医事业重新焕发生机是大有必要的。继承才有发展,创新才有出路。1955年后,经党中央、国务院批准先后创办了成都中医学院、上海中医学院、北京中医学院、广州中医学院,把中医教育纳入了国家高等教育的轨道。这对中医事业发展是具有划时代意义的,传承是中医药事业发展的基石,其中传授经验、言传身教都是传承教育的重点,而中医教育进入国家高等教育体系之中,正是有利于中医事业的一代一代传承下去。原先中医的教学一般都是拜师学艺,师父把自己的医术通过临床案例或者医药典籍传送给学生,这虽然培养了一大批国医大师,但是毕竟数量有限,而且地域也相对分散,不能形成医学界互通有无、取长补短的良性循环。后来虽然成立了中医协会,情况有所好转,医学事业也见复苏,但还是没有打破互相交流这一瓶颈,全国的中医事业发展也是非常不平衡的。但是,政府规定把中医事业纳入全国高等教育体系中,并在不同地区都开办了中医学院,这就与原来的情况有了天壤之别。这意味着中医教育受到了国家的重视,首先社会地位得到了极大提升,同时,过去简单地拜师学艺继续保留,但是也增加了新的学习中医药知识的方法,那就是去各地的学院进修,这样不但能得到醍醐灌顶似的教育,还能在现成的临床实践中增长经验,更重要的是,去中医学院学习,得到的是系统化、成体系的医学教育,老师们也都是各地的医学名家,他们都愿意倾自己所有的力量来发展我国的中医事业,大家互通有无并且相互借鉴,这样良好的教学与学习氛围更有利于培养出全方位、多层次、高素质的中医人才。

虽然中医得到了国家的认可,并且开办了各地的专业学院,但是难题也接踵而至,这便是师资力量的地域分配不均。因为南京的针灸教学开展得比较早,教学设备相对比较齐全,教学环境也比较好,而北京则完全是白手起家,既没有教学设备,也不具备教学条件,就连师资也十分匮乏。但是,北京是中国的政治中心,中医教学事业全面推开后,北京是应该做出表率的。多多培养技术先进的医学人才是北京中医学院的首要任务。这就使北京处于一个比较尴尬的局面,优秀的中医大师、针灸专家都在南京等江南城市,那里的中医学院反而开办的如火如荼,因为有名师效应,又有国家政策的支持,前来学习的人也是络绎不绝,相对于南京来说,北京中医学院则显得有些暗淡。硬件和软件的基础都比较薄弱,前来学习中医的学生既没有名师的言传身教,也没有良好的教学器具等进行辅助学习,这样根本不能形成良性的学习氛围,更不用说培养出数量众多的中医人才了。

鉴于当时学院存在的种种问题,卫生部考虑将北京中医学院迁往南京。北京中医界人士和学院师生对此深感不安,周恩来总理得知此事,非常关心,亲自过问,并果断决定,北京中医学院不要迁往南京,江苏省也要有自己的中医学院。卫生部一定要负责把北京中医学院办好,有什么困难,国务院帮助解决。正是在党和政府,特别是在毛泽东、周恩来等老一辈革命家的亲切关怀下,高等中医药教育才得以克服重重障碍,逐步走上健康发展的轨道。

万事开头难,北京中医学院所处的境地不是短时期内可以彻底解决的,北京能够担当重任的国医名师如凤毛麟角,是极其缺乏的。但是,中医学有着数千年的历史底蕴,重新训练能够讲课的医学教师只能是欲速则不达。当时北京的学生都要送到南京去,由南京代教,待到教学完成再回到北京,这是无奈之举,也是费时费力的大工程。然而,对南京来说,这也不是一件轻松之事,虽然南京的针灸基础得天独厚,中医学院也是一片学习之风,但是南京的教学设备和师资力量也不是取之不尽、用之不竭的,源源不断的京城学子来到南京学习也在无形中加重了南京的负担。长此以往,南京方面肯定是难以承受的,然而这么多热爱中医的北京学子来南京求学,基于北京的中心地位,也顾及他们学习中医的一片热忱,南京方面也是如数接受的,但是心里却是略有微词。北京方面虽然在南京获得了相对较良好的医学教育,但是如果这种情况不能得到解决,而只是一味地"外地拜佛",也是弊大于利的。这是关乎国家大计和人民健康的大事,终于,此事上报到周总理那里，在周总理的直接过问和亲自协调下，国务院和北京市、江苏省几经协商，形成了初步方案。

1957年，为支持北京的中医事业发展，经周总理点名，江苏省中医学校选调了温病、方剂、金匮、中药、诊断、针灸、内经7个教研组的正副组长董建华、王绵之、印会河、颜正华、汪幼人、程莘农、王玉川、杨甲三8人进入北京中医学院任教。国家为先，北京的中医事业发展了，才能更好地发挥其中心地位，带动全国各地的中医事业进步，这比南京一枝独秀而其他地域举步维艰强上千万倍。就这样，这些奉调进京的医者成了北京中医学院（现北京中医药大学）建院的元老。现在北京中医药大学已经是全国中医院校的领头者之一，也是唯一一所进入国家"211工程"建设的高等中医药院校，这些年培养出的中医界人才更是不计其数，遍布了祖国的大江南北，他们在世界范围内传播着中国博大精深的中医文化。北京中医学院，从严重缺乏师资而不得不通过卫生部向南京求援，一直发展到现在的规模体系，与这些建院初期加入的一批中医精英（如程莘农等）的努力是分不开的，正是这些人才才成就了北京中医药学院的辉煌历史。

关于南京医学名师奉调进京的事情也不是一两次协商就拍板决定的，当时江苏省也是千般万般的不愿意，因为中医与其他一些职业不同，真的是需要几年，甚至几十年的学习和临床经验才能培养出优秀的医者，它不是短时间内能够速成的。江苏省也算得上是中国的大省，自身也有发展的需要，无论是在中医的传承上，还是在其他方面，这片土壤上养育的国医名家们要突然离开，这对于江苏省来说确实是一个不小的损失。虽然南京方面也懂得家国天下的道理，但是总不免有些牢骚和不舍。这种情况下，中央人民政府也是多次找江苏省中医学校方面的领导谈话，做工作，并且向其解释这其中长远的国家利益。有国才能有家，最后江苏省方面终于决定放人，就是这样的决定，程莘农开始了自己针灸生涯的另一条辉煌之路。程莘农回忆当时的情景说："卫生部向江苏省中医学校要人时，学校不太情愿，自己刚培养出来的人才离开，舍不得放啊。周总理说了六个字'先中央后地方'嘛，就这样我们一班人被调来北京，各负责一个领域。"程莘农当时还没有意识到这样的一个决定会给自己的医学道路产生多大的影响，他当时的心路历程也是比较复杂的，从小就在南京行医，虽然自己是为了响应国家号召才决定调往北京，但是心里也是有些许不解，他认为自己在南京行医已经有所建树，自己的价值也得到了认可，到了北京不知道会面临着什么处境。但是，他想到了当年自己专攻针灸时候的情景，也不是出于自己的本意，但是却渐渐地爱上了这一根根细小的银针，最后决定终身致力于针灸事业。现在要奉调到北京了，情况与当时专攻针灸如出一辙，自己会不会到了北京也收获一番新天地呢？更重要的是，他这么做是为了国家的利益着想，自身的小小感触与国家的政策相比又算得了什么呢。想到这里，程莘农慢慢放下了悬着的心，甚至期待自己的京城岁月了。遂于1957年8月调入北京中医学院。

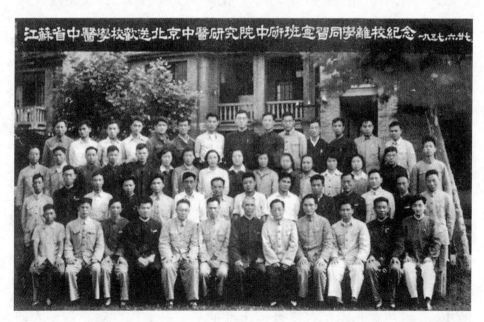

1957年，江苏省中医学校欢送北京中医研究院中研班实习同学离校留念

江苏省中医学校被称为"中医界的黄埔军校"，从这一个个响当当的国医大师的名字就可以看出其名不虚传，既拥有中医的传统积淀，又发展了现代的医学教育，江苏省中医学校一时人才济济，并且毫无等闲之辈，全都是医术精湛、手法娴熟的大家。这样一个人才的聚集地，给全国各地输送了众多医学精英。除了向北京输送人才外，南京还向全国各地输送了 96 名师资，北京、山东、河北等中医院校的校长也都由南京输送的人担任。这是我国中医药高等教育的第一批师资，他们为我国高等中医药教育的开展和普及立下了汗马功劳，功不可没。这样一来，我国的中医事业取得了全面开花的成果，这一批国医大师为了祖国中医事业的传承与进步，把自己最风华正茂的岁月无条件地奉献给了国家，程莘农等一批名老中医的成才、成功与这样一个集体的培养是分不开的。程莘农就在这样的社会大背景下，来到了北京，虽然来到了陌生的环境，但是发扬中医针灸事业的决心却是异常坚定的，程莘农预料到了刚开始会是艰辛的开拓阶段，可是这不也正是上天对他的眷顾吗？经过磨砺的钻石会绽放出更加光鲜亮丽的色彩。所谓"筚路蓝缕"，只要坚持下去，终究会拨云见日，程莘农开始了新的人生征程。

二、本科教育，绘画蓝图

1957 年，程莘农奉调到北京中医学院，任针灸教研组组长，兼北京中医学院附属东直门医院（现北京中医药大学东直门医院）针灸科组长、副主任、主任医师。主持编辑《北京中医学院学报》，临床主攻功能性子宫出血、中风和三叉神经痛，完成了《中风偏瘫 64 例观察》等课题的撰写。与众多专家共同完成《简明针灸学》、针灸挂图、全国针灸学统编教材的编写工作。

中医得到了国家的重视,各地的中医学院也如火如荼地兴办起来,南京方面对各地院校的师资输送缓解了医药人才地域分配不均的问题,但是还有一个矛盾浮出了水面,那就是全国性质的医药教材的编写问题。当时中国公认的、权威性较高的中医教材是非常少的,教材是教学的必要辅助,也是提纲性质的东西,发行这样几套通行全国,并且实用性较强的中医药教材在当时是迫在眉睫的。

从南京到北京,程莘农不知道自己会面临怎样的挑战,心中不免有些许畏惧,但是更多的是发扬中医针灸事业的一片赤诚之心。北京是中国的首都,把这里的中医针灸事业做大做强,是具有全国意义的大事。由于当时北京的师资力量与教学设备都是极度匮乏的,所以北京中医事业发展的重担就完全落在了程莘农等这些奉调进京工作的医学者身上,这些医学大师怀着满腔热血接受了国家的嘱托,同时也承受了无尽的工作压力。程莘农奉调到北京中医学院后,便担任了针灸教研组组长,国家给他分配的任务自然要全心对待,但是他也没有想到,这只是一个开始,以后的各种任务、各种责任,都慢慢地如期而至。

程莘农除了基本的教学工作以外,还承担着教材编写和教具研制的任务。因为当时程莘农等是奉调到北京进行中医教学事业的,教材编写与教具研发等对他们来说算得上是额外任务,是意料之外,但也是情理之中。没有优秀的硬件设施,空谈教学也是没有条件的,所以程莘农把这些任务都当作是自己的分内之事。刚来北京,程莘农就马上进入了为中医针灸事业不断进步而不懈奋斗的状态,他准备把自己的全部精力毫无保留地奉献给北京的中医事业,再多的任务,再多的职位,他也没有半句怨言,更没有任何的推诿,只要是需要他做的工作,程莘农全部接受并且愿意牺牲自己的闲余时间全心扑在工作上。

由于每个任务都具体分配到了各个教研组的手中,所以除了正常工作外,程莘农担负着编写《简明针灸学》的任务。当时国家分配给程莘农编写此教材的任务也是出于对他专业素养的肯定,因为那时的北京,甚至是放眼全中国,都没有一本规范系统的针灸学专业读本,中央政府已经意识到这一根根细小银针可以对人民的身体起到不可估量的作用,所以对针灸事业的发展提出了很高的要求,而程莘农由于手法高超,而且名气和口碑都是众人皆知,所以这个任务就自然落在了他的身上。程莘农也可以完全体会到国家的良苦用心和对自己的信任,更加不敢有丝毫怠慢,所以从他接受这个任务的时候开始,就做好了不成功便成仁的准备。对于《简明针灸学》这本书的编写,程莘农可谓是倾注了大量心血。由于白天要进行教学活动,所以教材的编写只能在闲暇时间进行,就这样,程莘农白天站在讲台上,口若悬河,孜孜不倦,诲人不倦,授业解惑;晚上坐在办公桌前,绞尽脑汁,挖空心思,不辞辛苦,伏案疾书。人的精力是有限的,白天的课堂授课已经令程莘农备感疲惫,晚上却还不能休息,他一直认为时间是挤出来的,效率是练出来的。有的时候,程莘农已经疲惫到上下眼皮打架,没有力气支撑了,他便出去用冷水洗脸,强制着让自己清醒;有的时候,实在是困意难消,他就定上闹钟趴在桌子上眯一会儿,但是他不敢睡太久,每次让闹钟叫醒后便继续投入到工作中。就这样,不论什么天气,什么季节,他自己身体什么状况,程莘农从没有间断过。同时,针灸是一门实验性极高的艺术,并且对精确性也是要求到精细如微的程度,虽然程莘农的针灸技术已经是炉火纯青,但是总是会有一些细节,他自己也拿捏不准,然而在教材的编写上容不得半点马虎,也不允许有丝毫错误,因为这是要给全国的学生阅读的课本,如果有一点差池,那么误导的是所有针灸事业的学习者,这种后果是不堪设想的。于是程莘农还是虚心地查阅各种资料,但是"纸上得来终觉浅,绝知此事要躬行",有的地方各种资料也是观点不一,必须要通过实实在在的验证才能得出结论,所以需要实验的地方他不惜让同事在自己的身上动针,通过自己的感受,效果才更加明显。但是这样一来,需要耗费的时间便更多了,虽说是慢工出细活,但是尽快让学生们读到标准化系统性的教材又是迫在眉睫,这种情况下,只得继续加班加点。经过365个日日夜夜的辛勤耕耘，终于迎来丰收季节。1959年，程莘农编写的《简明针灸学》由人民卫生出版社出版了，这是程莘农一年辛勤耕耘的结果，书中的每一句话都是程莘农仔细斟酌的结果，可谓是字字珠玑。出版后，业界对这本《简明针灸学》赞不绝口，对程莘农的专业素质是钦佩不止。苦尽甘来，程莘农的辛苦终于酿成了中国针灸界的一壶美酒，《简明针灸学》的出版对中国的针灸教育事业的起步和发展做出了不可磨灭的贡献，这本书也成为我国第一本规范系统的针灸学专业教材。

虽说《简明针灸学》的出版意义非凡，但是程莘农深知，中国针灸要想发扬光大，仅仅靠这一本教材是远远不够的，任重而道远。他并没有停下自己的脚步，在短暂的修整之后，程莘农继续全身心投入到其他教材的编写中，他想学生在学习针灸的路途中，多一些选择总是好的。所以，他继续着夙夜不休的工作之路。之后，他组织编写了一系列针灸教材，如1962年，由人民卫生出版社出版的《针灸学讲义（中医高等院校教本）》；1964年，由人民卫生出版社出版的《中国针灸学概要（国际针灸培训教材）》中英文本；1985年，印度有关机构内部印刷发行了程莘农主编的《针灸精义（英文本）》。这些都是程莘农及其团队多少个日夜不眠不休的硕果，程莘农现在回忆起来还是感觉那些岁月是自己生命中的宝贵财富，学无止境，能为中国的针灸事业贡献出自己的力量，就算过程再辛苦，道路再坎坷，也是值得的。

各地中医学院的教学工作有条不紊地进行着，中医教育事业终于守得云开见月明，而针灸也得到了越来越多的重视，希望致力于针灸学习的人也呈增长趋势。程莘农看在眼里，心中无比欣慰。教学规模逐渐扩大，那么教材和教具等设施的革新自然也要提上日程了，事物总是向前发展的，如果只沉溺于目前取得的小小成绩，那么中医事业的发扬光大，甚至走向世界便都成了一纸空谈。

1962年，各地中医学院的教学规模和教学对象已经扩大了许多，出于教学的需要，各科教材也亟须修订。各地的中医学院都意识到了

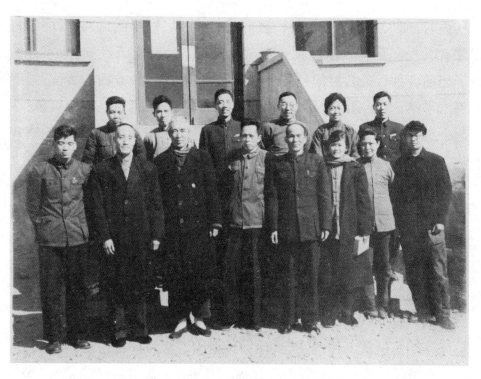

1959年，程莘农参与编写《中国针灸学概论》
前排为路志楣(左一)、李重人(左二)、李鼎(左三)，后排为程莘农(左一)、袁九棱(左三)、周世垣(右三)

这种情况，只有做到了教师的知识与教材编写与时俱进，才能把中医教育事业推向更高的层次，让越来越多的中医学习者接受最新的中医药学知识。优秀人才的培养是医学事业的关键，这样一来，我国的中医事业才能迈向更高的台阶。于是，由时任卫生部部长助理郭志华组织北京、南京、上海、广州和湖北几家中医学院共同编写了第2版中医教材，由于编者都是响当当的各地学术带头人，同时也是具有多年临床经验的医学大家，这版教材刚刚完成便得到了业界的强烈反响，被认为是最好的教材。其中，针灸学教材就是由程莘农、裘沛然、邵经明等中医针灸大家等直接审稿、定稿。一版教材的修订，绝对不能是无实质性改变的小修小补，这样不但浪费社会资源，对教育事业也是一种不负责任的表现。程莘农等编者决定要对教材进行创新，改变一些内容,加入一些新知识,甚至创造一些东西,这样的话,教材的修订才有其现实意义。程莘农经常与诸位编者一起交流经验,大家分析了当前各种针灸教材的利弊,同时结合古籍中针灸方面的著作,最终得出了结论:长期以来,大方脉的医生处方用药,有君臣佐使可依,谈起来头头是道,且有《医方集解》等专门的著作来论述,而针灸的选穴除《黄帝内经灵枢》中提到过的七方外就很少有人提及。1963年,程莘农作为《针灸学》第2版统编教材的统稿人,在安徽召开的审定会上阐述了自己对针灸教学、临床的一系列看法,其中程莘农就重点强调了穴位处方的方解在各种教材中都鲜有提及的现状,并且提出了自己及其团队进行教材修订的想法与原则。程莘农的观点得到了参会人员的一致好评,这也更加坚定了他改革针灸教材的决心。程莘农一直认为职位越大,责任就越大,作为《针灸学》第2版教材的统稿人,他又开始了夙夜不休的工作,他和其他编者经常开会讨论到深夜,但是从没感觉到疲惫。世界上最幸福的人永远是做着自己热爱的事业,并且是能够产生惠及他人的社会效应,程莘农便是这样的人,所以再苦再累,心中也是说不完的欣喜。终于,第2版针灸教材得以出版,这版教材最突出的一点就是增加了穴位处方的方解,这不得不说是一个大胆的创新,对针灸教育事业也具有深远意义。先前的针灸典籍和教材都是对具体的针法三缄其口,这对针灸的细化教学是弊大于利的,学习者通过阅读这些典籍教材并不能得到最直接的关于针灸方解的知识,更不用说把所学运用到临床之中了。鉴于此,第2版教材大胆创新,引入针灸方解,改变了长期以来针术秘而不宣、习者无所适从的境况,成为当时公认的最好的针灸教材。但是,这种把具体穴位处方的方解完全公布的做法在当时是犯了针灸界约定俗成的所谓规矩,也有一些人站出来批评程莘农等编者的做法,程莘农对这一切早已了然于胸,在做这个决定的时候他就预料到了这么做会招来非议,但是中国的针灸教学事业才刚刚起步,就像一枝刚发出嫩芽的植株,这个时候要做的只有尽自己的全力予以呵护,保住它生长的关键期,才能在日后枝繁叶茂。程莘农认为这么做虽然会招来一些人的不满，但还是利大于弊的，中国的针灸教育事业刚刚起步，又难得有这么多喜欢针灸的学生前来求学，他们是以后中国针灸芳香远播的希望，必须让他们学到最实用、最有效的技术，才能不负这些针灸学习者的一片热忱。事实上从这版教材出版后大多数人的一致好评就可以看出，程莘农这么做是正确的，这在当时高等教育开设针灸学教学的初期，无疑有着积极的意义。

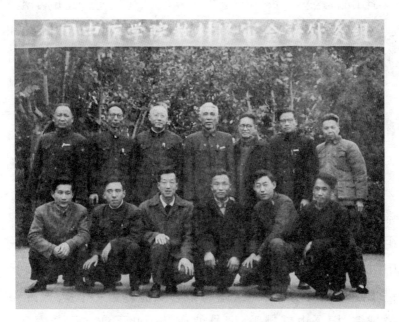

1963年，全国中医学院教材修审会议针灸组人员合影（后排右一为程莘农）

《针灸学》第2版教材出版后，由于其理论知识深厚，又有难得的创新之处，很快就成了各大学院教学的蓝本，看到人民对这本书如此重视与厚爱，程莘农感觉自己和同事们所有的工作都得到了回报。但是，程莘农并没有因此而沾沾自喜，他总是说，这是大家集体创作出来的。"一个在地里生长出来的人才真正属于人民"，这句话用在程莘农身上再合适不过了，来到北京后，他几乎没有给自己休息的时间，为了新生的针灸教育事业的发展,他总是身先士卒,与同事们并肩作战,克服了一个又一个难关,取得了足以让他志得意满的成绩。但是,他时刻不忘自己的重大责任,也从不会居功自傲,相反,他总是默默地做着自己认为的分内之事,把荣誉与同事们分享,尽量把学术研究的艰辛困苦留给自己。这样一个针灸大家,却又这么谦恭,怎能不受到人民的肯定与爱戴。程莘农时刻保持清醒的头脑,针灸教学还需要继续推进,需要做的工作还远不止于此。为了推进教学,他还绘制了针灸挂图等教学用品,这对针灸学的继承和发展都起到了一定的示范和推动作用。这是程莘农学术生涯的第一个黄金时期,同时也开启了他以后无数个辉煌时刻的先河,程莘农就这样越战越勇,成为针灸界的中坚力量。

三、开办病房,救死扶伤

组织教学、编写教材等工作已经让程莘农分身乏术,但是一心只记挂中医针灸发展的程莘农不允许自己停下脚步,只要是有利于针灸事业进步的想法,他都会不遗余力地去实施。程莘农认为,自己身上的职位越多,担子也就越重,但是他还是乐此不疲。程莘农看到了针灸教育事业发展的现状,基础薄弱但是前途宽广。于是,他为针灸事业的发展继续奔走呼号。程莘农还参与组建了北京中医学院附属东直门医院针灸科。

北京中医学院有了程莘农等中医大家的加入以后,可谓是焕然一新。不管是教学进程还是教材编写,都呈现出一派生机。因为他们不辞辛劳地在北京中医学院教学,也因为他们本身的口碑和效应,学院的名气也是与日俱增。理所当然的,慕名前来学习中医的学生也是越来越多,这其中对针灸事业的追求者也不在少数,这些学生都是知晓了程莘农的事迹，并且阅读了程莘农编写的教材，才来到北京中医学院求学的。他们认为能把一根根细小的银针运用地这么游刃有余，而且最重要的是能够通过它们消除病痛，这样的人才称得上是医学名家，这些学生都愿意跟随程莘农学习中医针灸。看到大家有如此之高的学习劲头，程莘农也是倍感欣慰，可是每接受一个学生，他的教学任务就又重了一分，虽然这样，他还是来者不拒。中医针灸终于得到了人民的认可，并且有这么多致力于针灸的年轻人，怎么能拒绝呢。不仅仅是在教学上繁忙紧张，在平时的临床诊断上，程莘农也感受到了人们对针灸的肯定。由于程莘农来到北京后，一直致力于针灸的临床工作，凭着自己娴熟的手法，用这一根根银针治愈了许多患者，所以前来找程莘农治病的患者也是越来越多，大医仁心的程莘农自然也是尽

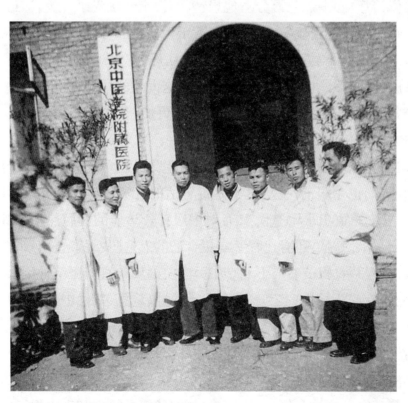

1961年，程莘农在北京中医学院附属东直门医院与越南学生合影（左四）

心尽力地为患者消病解难。在当时，需要针灸治疗的患者人数是呈持续增长趋势的，但是全北京几乎没有一家正规的针灸病房，很多患者得不到系统治疗甚至求医无门，程莘农等几个专家根本就无力支撑整个北京需要针灸治疗的患者，这样无系统性的工作不得不说是一个窘境。随着教学规模的不断扩大和越来越多患者需求，成立针灸病房刻不容缓。

无独有偶，当时学院领导和北京中医学院附属东直门医院领导也正在为组建针灸科没有带头人而犯愁。其实，学院领导早已和北京中医学院附属东直门医院领导达成共识，设立针灸病房，既能满足针灸教学临床实践的需要，又能满足患者治疗的需求，一举两得，何乐而不为。但是程莘农当时还不知道这个情况，他看到越来越多的患者在排队等候治疗，心中焦急万分。他想：人们肯定并接受了针灸，知道了针灸的特殊疗效，但是现在却让他们苦于无休止的等待，实在是不应该。如何解决这一矛盾呢？只有开设针灸病房，扩大规模，才能为更多的患者服务，而不是让患者的病情耽搁在这漫长的排队求医过程中。程莘农每天都在思考这个问题，极力构思更加有效的方法，一个又一个解决方案不断在他脑海中浮现。

当程莘农满腹心事地找到学院领导反映建立针灸病房这个问题时，领导们也是眼前一亮，这不是最合适的针灸病房带头人吗？既有针灸治疗方面的回天之术，又有对中医针灸事业的满腔热情，同时踏实肯干，甘于奉献，还有比程莘农更合适的人选吗？就这样，双方一拍即合，在程莘农积极参与下北京中医学院附属东直门医院针灸科诞生了，他成为首任组长（实为科主任）。经过慎重思考，优中选优，他向院领导呈报了针灸科组成人员名单。就这样，杨甲三、姜缉君、单玉堂等著名针灸专家齐聚一堂，可谓是人才济济，名噪一时。

由于汇集各位针灸专家，针灸病房从开办当天起便门庭若市，程莘农等众位专家的名气远扬。在程莘农的精心管理和大力倡导下，针灸科一步一步地走向了正规化，病房各种设备和规章制度逐步完善和建立,规模不断扩大,社会效益和经济效益稳步提高。这些都是程莘农等针灸专家和他们的团队不懈努力的结果,他们克服了艰苦条件,牺牲了自己的休息时间,一心扑在这个新生的病房中,终于得到了的回馈。

程莘农担任着多项重要工作,在学院大搞科研的前提下,他担任北京中医学院科学研究委员会办公室的秘书,日常办公人员仅程莘农一人,全院重点科研项目和一般科研项目合起来约200余项,都需要他协调管理,并且自己还要直接从事研究工作。临床、教学、科研,每一项都极其繁重,都需要投入大量的精力,一般人连这其中的一项恐怕都难以承受,更不用说全部了。但是程莘农却乐在其中,因为热爱,所以执着。他很有效地安排着自己的时间,时间不够用,他宁愿牺牲自己的休息时间也要把剩余的工作完成。天道酬勤,程莘农把自己肩负的每一项工作都圆满地完成了。在临床诊疗上,经他治疗的患者病情都得到了不同程度的缓解,甚至痊愈。程莘农在临床诊疗中也解决了不少疑难杂症,也为外事人员、高级干部的医疗保健做了大量工作,得到了患者的交口称赞;在科研管理上,程莘农更是如履薄冰,没有丝毫差池,他认真对待每一件事,得到了同事们的一致好评;在教学授课上,他一丝不苟地准备课程,课下也经常与学生进行交流,培育出了一批批针灸界的新星。他不仅为国内学员讲授针灸课程,还负责苏联、朝鲜等国留学生的针灸临床教学工作,他深知对留学生的教学有着不同的国际意义,想要完成中国针灸走向世界的宏伟目标,除了要从自身出发,不断加强专业技能,让世界看到针灸的神奇;还要靠这些来中国学习针灸的国际传播者。于是,他不遗余力地为这些留学生传道解惑,甚至亲身示范,为传播针灸技术,增进各国间的友谊做出了不可磨灭的贡献。

几千年来,中医的传承主要是拜师学艺,口传心授,在治疗实践中提高。中西医无疑有着明显区别,比如产生的历史背景不同,依赖的文化不同,哲学基础不同,思维方法不同,具体治疗技术不同,采用的药物不同等等。老百姓说"西医治急性病,中医治慢性病""西医擅长手术,中医擅长调理"这些都不无道理,相对于西医来说,中医更重视实践教学。程莘农对这一点也是了然于心,他认为在实际的临床案例中加强用针的手法,并且把所得的经验心得传递给别人,这也为针灸事业的进步贡献了很多好方法。程莘农在病房工作中积极主张创立中医病房管理办法,除中医书写病历严格遵循辨证论治外,还要求创立相配套的中医护理方法,要求护士要会看舌苔、诊脉象等。程莘农一直相信潜移默化、耳濡目染的影响,他认为病房中的护士不止局限于护理工作这么简单,要求他们加强一些专业知识也是十分必要的。程莘农在医护人员中大力提倡创新精神,当时有一位护士用消毒棉加生姜汁护理患者的膝盖,此方法可以护理膝关节疼痛,对于提高疗效、促进患处痊愈十分有效,程莘农发现后大加赞扬。

除此之外,程莘农还主持编辑《北京中医学院学报》并且担任《中华妇产科杂志》的常务编辑等职务。有人劝过程莘农,自己已经是功成名就了,何必再操心这么多的事务,奉劝他不要这么拼命。但是程莘农却不这么认为,他认为自己所取得的一切成就都是患者给的,都是国家培养的结果,身上的光环越多,就越要脚踏实地地为患者多做些事情。就算身兼数职,常常为了工作需要挤掉休息时间,那他也是幸福的,因为看到患者痊愈后的欢笑,看到学院的不断壮大,看到中国针灸事业的腾飞,所有的辛苦便得到了最好的慰藉。

功夫不负有心人,程莘农凭着自己的努力和对针灸事业的热爱,在北京拥有了属于自己的一片天。他合理地安排自己的时间,一边顾及北京中医学院的教学及行政工作,一边管理着新开设的针灸病房,在临床方面也做到了兢兢业业。除此之外,程莘农并没有中断自己的学术之路,他认为自己还有许多不足之处,有很多进步的空间,而这些都需要以自己在学术方面的精进来弥补。

程莘农认为,学术的进步主要是通过两个途径获得:一是潜心拜读古人为我们留下的中医典籍,从中吸取营养成分,把各位中医大家的观点系统总结,取其精华,弃其糟粕,给人们呈现出最值得学习与借鉴的成分,使学者少走弯路,但是更重要的是创新,通过对比分析,创造出更加有效的治疗方法,以文章或者教材的形式广而告之,让针灸事业惠及全国人民;二是通过实实在在的临床经验,因为古语有云:"尽信书则不如无书",不能只把自己关在书籍中,古今中外的中医典籍是中华文化的灿烂瑰宝,但是细化到不同的症状身上,不同典籍的说法也略有不同,这可能与当时的研究环境有关,毕竟当时还不能达到互相沟通的程度,硬件软件也不是非常完备。但是现在不同了,各种实验方法层出不穷,各地的针灸事业也都彼此取得了联系,完全可以得出更精确的学术结论。

四、科学研究,总结规律

程莘农一直以"学无止境"来鞭策自己,他认为不仅要向古人和先哲学习,更要从广大人民群众那里吸收知识,择善而从。所以,他认真对待每一个病例,不管是司空见惯的小病,还是非常罕见的大疾,他都当作是学习的机会,并且以此来提升自己的学术水平。有的人做学术是在"天上"做的,只是一味地埋头于已经成立的古籍或经典之中,没有想到其实学术的真谛是来自"地上"的,只有参与实实在在的实践活动,虚心吸取土壤中的养分,以此来丰富自己,把实践中的经验教训总结归纳,这样才能做出真正的学术成果,这样的成果才是能够让广大人民受益的。古语有云:"毋意,毋必,毋固,毋我",就是要求在学术的道路上不能凭空揣测,不能全盘肯定,不能拘泥固执,不能自以为是。程莘农的学术之路便是源于无数次的临床经验,他相信每一次为患者诊治都是自己进步的阶梯。实践永远是认识的来源,程莘农对每一次针灸治疗都是小心翼翼,抱着发现新的治疗手段的想法,虽然有时候结果并不尽如人意,但是他从未放弃。如果在临床过程中有了新发现,譬如找到更好的进针手法、发现更有效的组合疗法等,这些都足以让程莘农惊喜万分,他会马上记录下来,回家后再继续探究此类问题,并且查阅各种典籍以及实验来证实自己的发现,甚至为了一些特别细微之处,程莘农可以做到反复考证,不厌其烦。这些新的发现一旦成立,就又为中国的针灸事业添砖加瓦。程莘农的学术研究不计其数,但是每一项都是在大量的探索与临床实践中得来的,没有一项是主观臆断,没有一项是查无考证,都是以大量的事实依据为基础,并加以创新。

为把各项工作做好,程莘农事必躬亲,在教学、临床、科研第一线上殚精竭虑,制定出了各项规章制度。由于工作任务过于繁重,他的身体状况也令人担忧,甚至有病倒在工作岗位上的情况发生,程莘农身体本就单薄,超负荷的工作更是让他的身体频频出现微恙,但是他还是继续坚持,并且不满足于现在针灸界的研究成果。所以,除了日常的教学、临床工作外,他还组织骨干力量,积极开展研究,由这些骨干各自牵头,他们中有研究腧穴的,有研究手法的,分门别类,各负其责。既分工,又合作,对不同病种分别进行重点研究。程莘农本人也在针灸治疗三叉神经痛、功能性子宫出血、中风等临床方面开展了大量的研究工作。这些耗时耗力的研究项目令程莘农的身体状况更加每况愈下,他不想在众人面前显示出自己的疲惫,只想让前来就诊的患者享受每一项研究成果。就这样,在程莘农等医学大家的带领下,组内的学术研究氛围越来越浓厚,大家也被程莘农力争上游的干劲所鼓舞,一个个地都埋头于手中的研究项目,这也是中医针灸实现繁荣的星星之火。在大家的共同努力下,北京中医学院的针灸临床、教学及科研工作稳步向前推进。

虽然,当时中国的针灸事业得到了民众的肯定,但是还有少数人对针灸的科学性心存怀疑,并且认为只用几根细小的银针,哪有那么多的研究可言。持这种观点的人数虽然不多,但也是对程莘农等针灸名家的蔑视,程莘农并不记恨那些对针灸持怀疑态度的人,相反地,他认为只有让大家看到针灸实实在在的疗效,才能消除误会。

程莘农提出,用中药主张理、法、方、药,用针讲究理、法、方、穴,是同一道理,但是针灸更难,因为还要加上一个"术"字。用中药有药房工作人员处理,而针灸医生必须自己用手来操作,因而针灸并不是那么简单的事。针灸,要贯彻理、法、方、穴、术的统一,即"缘理辨证、据证立法、依法定方、明性配穴、循章施术",五者统一方能事半功倍。

为了证明中医针灸的科学性,促进针灸事业的不断发展,程莘农从没有中断科研的道路。纵观中医学史,程莘农认为中医是以中国哲学思辨方式进行理论归纳的医学宝库。中医重验方、重病案积累、重抽象思维,呈现出一人一派、一医一风、色彩斑斓的个性特点,不同地域的中医世家、不同的诊疗手段都形成了代代相承的独特的医学理论和治疗方法。

中医宛如一棵扎根在中华大地上枝繁叶茂的参天大树,在几千年的风雨历程中为中华民族除痼祛疾。中医是我国历史长河中的瑰宝,但是它的发展却不是一帆风顺的,经过了时间的洗礼,要想焕发出新的生机,就要不断向更细化的方向进行研究。这其中极其重要的一点便是对中医经络的科学研究,按着这个思路,程莘农从20世纪50年代中期就开始了对中医经络理论及其相关方面的研究。

在当时的医学界还有许多人把经络看作是玄之又玄的学问,甚至有些人根本不相信人体内还有一种看不见、摸不着的经络存在。因为经络学说是针灸甚至中医重要的基础内容,所以如果经络理论被否定,那么对整个针灸界,甚至是医学界都是极大的损失。为此,程莘农把重点放在了查证经络的研究上,他在对中医经典文献研究的基础上,开展了临床经络敏感现象研究。在中国人民解放军二六二医院的协作下,程莘农完成了《经络体表循环81例研究》,这是我国早期经络研究的佳作之一。研究人员测量的经络传感路线基本与《黄帝内经》中一致。

　　20世纪60年代，根据中医理论结合患者的临床症状终于绘制出了人体经络循行路线。配合程莘农进行这项研究的是卫生部科教司的一位同志，他用现代医学仪器为患者检查身体，后来，大家惊奇地发现仪器检查结果与人体经络循行路线竟然有80%以上吻合。由此，程莘农通过科学严谨的实践研究证明了经络是客观存在于人体之中的。这在当时的中医界可以算是意义重大，在针灸事业刚刚起步的那个年代，研究稍有纰漏就会引来各方质疑，大家都在注视着程莘农，就是在这样的巨大压力下，他还是几近完美地完成了自己的研究，并且获得了界内的一致认可。程莘农认为，经络理论是中医、针灸理论基础的核心内容。正是由于经络的存在，将人体的各个脏腑、组织、官窍、肢体、关节联结为一个不可分割的整体。经络的生理功能称为"经气"。其生理功能主要表现在沟通表里上下，联系脏腑器官；通行气血，濡养脏腑组织；感应传导；调节脏腑器官的机能活动等。经络是沟通内外的桥梁，是血气运行的通道，是网络周身的系统，正是通过经络将人体脏腑变化反映于体表，进而用于诊查内脏疾病，也正是在人体外周给予良性刺激后调整脏腑功能，经络是脏腑之间相生相克、人体阴阳平衡的基础。所以，经络是针灸"理"的核心，同时也是中医"理"的基础。这些都只是程莘农对经络研究的开始，在此后的几十年里，他在这方面的研究成果不断精进，为针灸事业的繁荣立下了汗马功劳。

　　程莘农看到中医针灸事业一片大好之势，就算经历再大的非议，承受再大的压力，心中也是甘甜如饴。在迎来鲜花与掌声的同时，程莘农清楚地认识到，自己身上的责任还很大，繁荣中国的针灸事业，任重而道远。而这个辉煌的时期，对程莘农来说也只是一个开始，"路漫漫其修远兮，吾将上下而求索"，他不会停下继续研究与探索的脚步，在以后的几十年中，会有无数个黄金期在等待着他！

五、提携后辈，培育精英

　　中国的针灸事业日益走入正轨，程莘农等一批为针灸事业发展而苦心孤诣的大医舍小家、为大家，把自己的青春都奉献给了刚刚起步的针灸教育事业与临床实践工作中，他们终于迎来了中国针灸界的春天。但是，程莘农一直深信长江后浪推前浪，青出于蓝而胜于蓝。他们这些有丰富医学知识和大量临床经验的医者为针灸事业的发展而奋斗自然是理所当然，因为心中都有光大针灸事业的信念，而如果想要针灸在以后的岁月中一直发挥作用，并且得到长久繁荣，希望还是在千千万万针灸界的后起之秀身上。程莘农等人为了北京针灸教育事业的起步可谓是废寝忘食，在短短数年时间里，针灸教材、教具和教学规模都得到了明显的提高，但是培养大量的针灸人才才是当务之急。如果没有千千万万致力于针灸事业的莘莘学子，那么一切努力都是徒劳无功的，中国针灸界的传承与发扬，寄希望在这一代代的针灸精英身上。所以，程莘农虽然身兼多职，已经有所成就，但他还是清楚地认识到只有自己等少数几位针灸专家，北京甚至中国的针灸事业是不可能长久的，必须培养出能够担当重任的继承者。因此，程莘农非常注重对后辈的提携。

　　在平日的教学活动中，程莘农就算再累，也绝对不会对课堂讲授有半点懈怠，因为他看到这些为了振兴针灸事业而前来求学的年轻人，心中就充满了动力，这些都是中国针灸界未来的希望。同时，程莘农严格要求自己，认真对待每一堂课，有时为了准备上课时的资料，可以整夜伏案，搜索资料。其实，仅仅凭借自己多年的中医知识和临床经验，程莘农完全不用这样对自己求全责备，这些知识完全可以应付当时的针灸课堂。然而，程莘农却不这么认为，他觉得自己的知识和经验不能做到完全精确，课堂授课不比别的，如果自己不认真备课而只是侃侃而谈，难免会出现纰漏。在别的场合，这也许只是小小的错误，可以弥补，但是在针灸课堂上，有相当数量的学生，如果不能事先把课程的内容与进度准备好，出现了偏误，学生按照教师的传授去学习，一传十、十传百，那后果是不堪设想的。因为针灸不像别的医学门类，它对精确性要求是十分苛刻的，甚至不允许有丝毫偏差。

程莘农想，为什么国家要设立专门的中医学校，开设专门的针灸课程，其实就是要把中医教学纳入系统化的范围，进行统一的教育，这样才能使全国的医学事业协同发展，而不是各自为政。所以，程莘农对待每一堂课都是做了充分的准备，查阅资料、搜索文献、总结临床经验，这样做只有一个目的就是为国家培养出优秀的针灸精英。

程莘农从开始走上教学岗位的那一天起，就不遗余力地把自己的学问传授给学生。程莘农在教学的过程中十分善于发现人才，对于学生提出的问题也是来者不拒，人们经常可以看到他和学生们热烈讨论的情景，他毫无保留地将自己的所学教授给学生，甚至会带着学生一起会诊，让学生们在具体的临床实践中总结经验，他认为这些中国针灸界的未来之星在自己的手中，必须让他们学会过硬的技术，甚至超越自己，这样针灸事业才能一代一代传承下去。

同时，程莘农深知人才是需要机会的，而机会也是留给有准备的人。自己现在能在针灸界打开一片天地也是因为有贵人的提点，同时自己抓住了机会。程莘农懂得换位思考，他在平时的教学或者临床实践中尽力为学生创造发挥主观能动性的机会，因为学生的针灸技术必须在具体的临床实践中才能日益精进。于是，在程莘农的门诊中，人们经常可以看到他领着几个学生一起坐诊，刚开始程莘农让学生仔细观察自己的手法，针对不同的部位、不同的症状做好记录，在门诊结束后便让这些学生畅谈自己的看法，由他做出点评。随着在门诊的时日增多，这些学生的知识有了质的飞跃，这比简单的课堂授课要有效的多。这时，程莘农便改变了教学策略，开始让学生接触患者，甚至把行针的任务交给他们,他则在一边观察,若出现差池,他会及时给予提醒。看到程莘农对针灸教育事业如此重视,学生们也不敢再有任何怠慢,纷纷拿出十二分的精神投入到学习中去,这也是程莘农最愿意看到的情景,中国的针灸事业后继有人,所有的努力便都是值得的。

程莘农对针灸教育事业的无限热忱,对学生们的严格要求,对针灸人才的提携,所有同事都看在眼里,记在心上。程莘农的学生大多也都继承了他严谨认真的治学态度,在学术上一丝不苟,在临床中兢兢业业,这与程莘农醍醐灌顶似的教育是分不开的。他懂得因材施教,对每一个学生都会针对其不同特点传道授业。程莘农为中国的针灸界输送了众多精英人才,他们现在大部分还都活跃在针灸界中,有的已经取得了不俗的成绩,有的也在世界范围内为发扬中国的针灸事业而不懈努力。在程莘农院士92岁华诞的文集中他的弟子们纷纷撰文,表达对老师的仰慕之意、敬爱之心和感激之情,程莘农不仅是他们进入针灸殿堂的领路人,更是他们心中永远的灯塔、良师益友。

程莘农认为在弘扬针灸事业的进程中,人才是关键。所以,程莘农在提携后辈这一方面,不仅仅局限于北京中医学院的学生及弟子,只要是对针灸有热情的,程莘农全部做到来者不拒,在他的针灸病房里,所有的工作人员都不是简单的各司其职,每一个人都能切身体会到他对针灸事业的热忱,对培养人才的渴望。在程莘农身边,这些人也渐渐地耳濡目染,他们目睹程莘农一个个妙手回春的针灸案例,并受到了极大的鼓舞,觉得这样细小的银针竟能发挥如此大的作用,简直是奇迹。日久天长,他们对针灸的热情也慢慢形成了,这也是程莘农最愿意看到的情景。对于病房中的护士以及其他工作人员,程莘农对他们的要求也不只是简单的护理工作,而是希望他们在专业方面能独当一面。就这样,这些工作人员竟然也慢慢加入了针灸护理的行列。万事开头难,中医针灸博大精深,岂是这么容易就能习得,但是,程莘农坚信世界上最怕的就是"努力"二字,只要肯踏实学习,所有人都能成为专家。在程莘农的鼓励下,他的病房变得人才济济。有的护士在为患者护理的同时,也对患者的病情加以询问,遇到难解的症状便向程莘农请教,程莘农也是知无不言,言无不尽。慢慢地,求真务实的学风在针灸病房铺展开来,有的工作人员慢慢成长为专业的针灸医生,为了报答程莘农的恩情,为了发扬中国的针灸事业,他们也加入针灸治疗的大军中。

周维妙医生便是一个受程莘农提携的典型例子。20世纪70年代初,她与程莘农相继从北京中医学院附属东直门医院调至中国中医研究院针灸研究所工作。她一直跟随程莘农在同一诊室工作,开始是一名护理人员,每天就是进行简单的护理工作,没有想过有一天自己可以变成治病救人的医生。但是,在每天的工作中,周维妙见识到了程莘农高超的针灸技法,看到一个个患者通过程莘农手中一根根银针的治疗,病情好转甚至痊愈,她也深受鼓舞,觉得如果自己也能成为像程莘农这样的医者,那是多么荣耀的事情啊。恰好程莘农为了针灸事业的繁荣积极提携后辈,他看到了周维妙对针灸的兴趣,开始慢慢地引导她。周维妙受到程莘农的亲自教导,受益匪浅,在程莘农的精心指导下,她从一名护士,逐渐成长为一名针灸科医生。她以程莘农为榜样,对患者认真负责,精心施治,获得了无数患者的好评。虽然已经退休了,但她始终没有放下手中的银针。如今她已年近八旬,仍然奔波在为患者施治的道路上,不管春夏秋冬,风雨无阻。她对程莘农有说不完的感激话,在文集中她写道:"程老师是一名对工作十分严谨的好医生,对学生是一名既严格又爱护的好老师,为人正直,敢说敢干,雷厉风行,为中医针灸事业的发展,作出了不可磨灭的贡献。我今日能运用针灸技术为患者服务,都是程老师所恩赐的。生命不息,奋斗不止。虽然我也年近八十岁了,但我还要继续战斗在针灸治疗的前线,为更多患者服务,让针灸发挥它更大的作用。"

接触过程莘农的人都知道他对针灸界未来人才的希冀,在他的带领下,一批又一批学子走入了针灸的世界,他们大多现在还活跃在针灸的舞台上,程莘农也多了很多徒子徒孙,看到针灸事业的发展后继有人,程莘农也感到万千欣慰。在人才的培养上,在后辈的提携上,程莘农不遗余力,"俯首甘为孺子牛",中国的针灸事业归根到底是属于新一代针灸精英的,他们以程莘农为自己努力的目标,共同推动着针灸事业的不断繁荣。

六、中医针灸,首获教授

中医事业经历种种磨难却依然屹立于中国大地上,可见其顽强的生命力和广泛的民间基础。但是,与西医相比,中医依旧处于弱势。由于西学东渐的进程,从清末到中华人民共和国成立前,政府一直对中医持冷淡态度。与此形成鲜明对比的是,西医却是国家法定的正统医学,处于主体地位。西医的医疗设备相对齐全,规章制度成龙配套,医生的晋升制度相对合理。从见习医师到主任医师,可以按时晋升。只要条件具备,晋升之事也会按部就班地进行。由于西医的正规化与规范化,当时有许多人都热衷于西医的学习,这对具有几千年历史文化积淀的中医来说是一件十分尴尬的事。中华人民共和国成立后,国家对中医有所重视,大力向社会呼吁中医的价值,设立专门的中医学院,并且把医学教育纳入了国家高等教育的体系中,其社会地位得到了一定程度的提高。但受到旧的传统观念影响,中医的地位仍然不能与西医相提并论。虽然中医事业的发展已经步入了正轨,但是废除中医的声音还是会偶尔出现,中医事业面临着很多挑战。当时,中医还没有一个规范的职称晋升制度,许多不了解中医的人还认为中医是骗人的江湖郎中,在这样的环境中中医是很难服众的。所以,规范中医医师的晋升之路是当时卫生部工作的重点。

中医事业要不断持续发展,必须规范各项制度,当时中医教材、教具与各项研究成果均取得了不俗的成绩,中医医师的评选也该早日提上日程。1963年卫生部决定办理主任医师的审批工作,这是中医界开天辟地第一次的主任医师评审,从此,中医可以有自己的主任医师了。这对整个中医事业的发展是具有里程碑意义的一件大事,中医学的各项内容都向着正规化、规范化的方向发展,这样也可以让人民看到中医实实在在的进步,一点点消除对中医的芥蒂,这些都是为中医发展扫除阻碍的有力之举。这是一件在中医界值得奔走相告的喜事。

程莘农对中医针灸事业的热忱大家有目共睹,而且其自从奉调到北京之后,便把自己所有的精力都放在了刚刚起步的中医教学事业上,从教材编写、行政工作再到学术成果,都取得了骄人的成绩。在临床诊断方面,他在北京中医学院附属东直门医院针灸科病房中,用自己的医术为数以万计的患者解除了病痛,更重要的是,程莘农一切从患者出发,对待每一位患者都尽心尽力,得到了大家的交口称赞。所以,无论是医风医德,还是专业技术,程莘农都是主任医师的人选之一。但是,在北京中医学院附属东直门医院审查中,由于是第一次评审,大家既没有经验,也对很多问题不能很快达成一致,因此迟迟难以定论。这个时候,程莘农身边的好多人为他鸣不平,因为大家都知道,程莘农这个主任医师是当之无愧的。除了日常临床、教学、科研等工作外,他还参与主持编辑《北京中医学院学报》等医学刊物,程莘农为了中医事业的发展与繁荣把自己的业余时间全都奉献了出去,为的就是看到中医能得到人民的肯定,能够永远流传下去,并且能够走出国门,在世界舞台上大放异彩。程莘农的身体本就单薄,再加上无休止的科研工作,身体状况也是大不如前,但是他从来没有过半句抱怨。先苦后甜,他相信中国医学发展的前景将会是一片光明。除此之外,他还为苏联和越南的留学生授课培训,组织骨干力量大搞创新。这些都是刚刚起步的事业,需要投入大量的时间和精力,程莘农迎难而上,同时间赛跑,一心扑在医学事业中。为此,他一直保持着早起的习惯。因为患者多,必须一早开始临床治病,中午很晚才能回去吃饭,而下午则要在课堂授课，晚上还要伏案笔耕，每天工作超过 12 个小时以上，对待教学任务、医疗、科研以及大量的院务工作，程莘农无不一一加以谨慎处理。把自己的全部都交给中医事业的名家，晋升为主任医师实至名归。但是，评选结果迟迟不能公布，面对这样的情况，面对身边人的愤愤不平，程莘农反倒坦然很多，他想虽然自己取得了一些成就，但总还有许多的疏漏和不足，比自己医术高超的也大有人在，何必为了这样一个称谓牵肠挂肚。再者说来，对于人生中的每一件事，都是强求不得的，"尽人事，听天命"，对中医主任医师的评选结果不要过分看重，耐心等待就好，难道当不成这个主任医师就不能为患者们服务了吗？程莘农的超脱心境，实在是令人敬佩。这样一来，他身边的同事也慢慢淡然下来，大家一起等待着结果的揭晓。

是金子总会发光，经过了半年多的审查，程莘农主任医师的资格终于得到了卫生部的批准，他的努力终于换来了主任医师的称号。身边的朋友和同事纷纷前来祝贺，这是每一个医者梦寐以求的荣誉，如今程莘农实现了华丽的转身，一跃成为国家级的主任医师，程莘农为中国针灸事业的付出得到了回报，怎能不让人额手称庆呢？但是，程莘农对此却不以为然，他能够很清醒地对待这个荣誉。他不在乎名利，更不在乎主任医师的称号，他在乎的只是为中医事业正名，为针灸事业的发展赢得地位。如果这个称号能够让更多的人注意到中医针灸，能够让越来越多的年轻人愿意从事针灸这一行业，为针灸事业的未来增添生机活力，那么这样的称号才是有价值的。

同时，求真务实、踏实严谨的学风也并没有因为主任医师的荣耀而终止。程莘农认为这个荣誉只是国家对自己阶段性的奖励，是一种前进的动力，切忌志得意满。中国的针灸事业还有很长的路要走，必须时刻保持清醒的头脑。所以，程莘农的工作一如往常，没有任何变化，甚至他工作起来比原来更加拼命。他认为不管是什么荣誉，都是国家给予的，都是人民的选择，如果在取得成就之后便放任自流，不再严格要求自己，那么国家和人民的信任也就付诸东流了。许多人都不了解程莘农,是什么样的信念让他在这么多的荣誉下仍然岿然不动,时刻保持清醒,其实答案很简单,就是对针灸事业的一片赤诚之心。就这样,程莘农继续为针灸事业的繁荣而夙兴夜寐,不辞劳苦。他对待教学、对待科研、对待临床工作的态度也丝毫没有改变,真正做到了宠辱不惊。

对于中医主任医师的评选,在中医界是人心所向,众望所归,也反过来对中医地位的提升和医学事业的发展有极其重要的意义。如今,这个梦寐以求的夙愿终于实现了,随着程莘农针灸主任医师称号的获得,中国的针灸事业也得到了越来越多的关注,中医开始走上了更加光明的道路。中医开始摆脱落后于西医的境地,当然这是任重而道远的,不是一朝一夕可以完成的,但是希望已经来临,在中国的社会主义卫生事业中,中医占据了不可动摇的一席之地,一个中西医并驾齐驱的新时代开始了。

鉴于程莘农的工作热情和奉献精神,就在他晋升主任医师不久,又被选举成为北京中医学院附属东直门中医院工会主席,这又为了程莘农创造了更多为人民服务的机会。

工会主席,顾名思义,就是为教职员工服务的组织者。就职工会主席,虽然无形中增加了程莘农的负担,但他却无怨无悔,乐此不疲。

"世界上,怕就怕'认真'二字。"程莘农上任后,又把那股认真劲儿带到了工会工作中。

在程莘农的工作过程中,他配合领导做好工作。1963年2月中旬,《中国青年》编辑出版了一本名为《学习雷锋》的专辑,向全国人民宣传雷锋的事迹。2月22日这天,毛主席为《中国青年》写下了"向雷锋同志学习"的题词,各地区各单位开始响应这一伟大号召。

和全国一样,北京中医学院附属东直门医院很快掀起了学习雷锋高潮。程莘农也积极响应这一号召,以工会小组为单位,成立"学习雷锋小组",大力开展做好事活动。在这个过程中,他以身作则,起到了非常好的带头作用。在工作中,他总是提前上班,比别人晚下班,始终坚守着自己的岗位,在默默地无悔地奉献着,用自己的实际行动践行雷锋精神。程莘农从不满足于自己的成就,一直在医学事业上谦虚自持地默默前进着。他总是对同事们说:"作为一名医生治病救人应该是我们一辈子最无悔的事情。"他一直保持着工作的热忱,真心奉献,急病人患者所急,想病人患者所想,无论刮风下雨,他都坚持在治病救人的岗位上。

"山不在高,有仙则名;水不在深,有龙则灵。"程莘农作为一名医生,他医术精,人品好,医德高,医风正,心系群众,把我国中医药的精髓发挥得淋漓尽致,而且作为医院的工会主席,他在同事中成为"为人民服务"的表率。

第|五|章

"文革"十年
不改初衷

一、医者仁心，暗中救人

"文化大革命"期间，中医药事业和其他事业一样，受到了破坏。中医队伍后继乏人，从事中医药工作的人员减少了三分之一，全国中医医院从1960年的330所减少到129所，中医学院由21所减少到11所。

程莘农的医疗工作受到阻碍，并到河北、河南、北京郊区等地接受劳动改造，对于一名知识分子而言，体力劳动看似是难以接受的，其实不然，最大的惩罚是精神上的折磨，无书读，无医从。"文革"期间，程莘农不能从医，出于大医至诚的仁心和对针灸事业的无私追求，程莘农眼看着一批批患者求医无门，他心急如焚。

尽管被禁止行医，但一道禁令怎能遏制程莘农为老百姓诊治疾病的愿望和行动呢，他经常借机救死扶伤，他暗中运用小小银针拯救了很多病患。

程莘农回忆道："当时我在农村，吃饭是轮流分派到各家。那是一个夏天，骄阳似火，我被派到村东的一家吃饭，我看到这家女主人，擀面条好像擀得心不在焉。我说：'你今天有什么事吗？'她说：'我告诉你吧，我心里着急。我有个女儿，一天到晚地老摇头，到学校里她也摇头，女孩子老摇头不像话呀。我去公社卫生院和县医院都看了，治也治不好，开春去了南阳市医院，也治不好，所以我很担心她。'我问人在哪儿，她说人在家。我回头一看，一个十一二岁的小女孩坐在墙角处，不停地摇着头。我笑着对这个小姑娘说：'丫头，你把小板凳朝我这边拉拉。'小女孩怯生生地瞥了我一眼，没有动。我就走过去，摸着孩子左右不停摇动的头，心里就有数了，对孩子妈说：'我给孩子扎两针？''扎吧，能管用就行。'女主人心不在焉地回答道。我就扎了，也不过两针,顶头一针,后头一针。我对孩子说:'你坐一会儿吧,等我吃过饭,再给你起针。'我把面条吃完了,就给她把针起掉了。

第二天呢,我到下一家吃饭去了,看见昨天那家女主人带着她的小姑娘也到了这家。她知道我在这家吃饭,就在这儿等着。我说:'你们怎么来了?'她兴冲冲地对我说:'你看这孩子的头不摇了。'说着就把藏在身后的小姑娘拽出了:'快叫伯伯。我带她再看看。'我问:'昨天扎过了,头摇没摇?'她说:'没摇。'我坐下来再给小姑娘扎了一次。

第三天,当我到下一家吃饭时,看见母女俩早已等在那里了。我叫小姑娘坐下来,又给她扎了一次,这个小孩就不再摇头了,就好了。'这事不胫而走,四里八乡的群众都慕名而来找我看病。屋里屋外排着队看病扎针,拦都拦不住。我索性就用手中的医术为一方百姓治病疗伤,村里的老百姓保护着我,我心里很畅快。那情景是很难忘的……大家一定很想知道这两个穴位是什么吧,一个是大椎穴,一个是百会穴。"

整个"文革"期间,他没有停止过医籍研读,总是想方设法偷偷学习,钻研针灸。白天的疲劳并没有消磨掉程莘农的学习热情,晚上只要一有闲暇时间便偷着学习。

古人云:"天将降大任于斯人也,必先苦其心志,劳其筋骨,饿其体肤,空乏其身,行拂乱其所为,所以动心忍性,曾益其所不能。"正是在这种极端困难的处境中,程莘农历炼了顽强的意志,造就了坚忍不拔的毅力。靠着这种对针灸事业的执着,进一步夯实了他的中医针灸理论基础,为他以后从事针灸教学和针灸学术奠定了坚实的基础。

二、百废待兴,艰辛复诊

1976年,党和国家进入了新的历史发展阶段,全国人民沉浸在一片欢欣鼓舞中。社会主义事业的方方面面都受到了极大的影响,可以说当时各方面的工作都是处于百废待兴的局面。

依据当时有关政策，程莘农也结束了 6 年半的劳动，得以恢复工作。1976 年程莘农来到中国中医研究院针灸研究所工作。

重拾银针后，程莘农正式在中国中医研究院针灸研究所坐诊，当时的诊室大约 40 平方米的面积。"我去时里面已经有七八位医生了，我是新来的，只能搬一张桌子一把破椅坐在门边。"整个诊疗室就属程莘农最清静，最初三天，没有一个患者来找他看病。程莘农心静如水，耐心坐诊，因为他知道为患者看病是他终身的职责，切不可急功近利。患者有选择医生的权利，一定要尊重患者的选择权。

后来有一个医生见程莘农如此狼狈，顿生怜悯之心，对他的一个患者说，治你这个病，程医生比我有把握，你找他去吧。于是程医生就有了第一个患者。经过三次治疗，就把患者的病治好了。第四天患者怀着十分激动的心情，送来了感谢信。这一下程医生手到病除的消息很快就在患者中传开了，接着第二个第三个，患者接踵而至，一天天，患者就多了，诊室其他医生就逐渐没有患者了，他们就一个一个地退出去，自己找别的地方去了。

有一位脑血管意外患者，病情较重，不能说话，下肢活动受限制。多年求医无效，非常痛苦。程莘农凭着自己多年的经验，采用"三才针法"为他进行针刺治疗。第一次针灸后，他竟奇迹般地开口说话了，以后连续七次针灸，他的身体有了很大好转，说话功能恢复正常，下肢也能活动了。这位患者怀着十分激动的心情，一再向程莘农道谢，逢人便说："程医生真是好医生，一针就使我说了话，做梦也想不到哇！"

不管多忙多累，一看到患者，他的精神就振作起来。对患者，他来者不拒，一一精心诊治，边治疗边安慰，帮助分析病情，解除患者思想顾虑。有时水顾不上喝，饭顾不上吃，也毫不在乎。一天往往要工作十几个小时。

很快胡同里贴满了患者感谢程医生的感谢信。不知怎么这事传到所长耳朵里去了，所长十分高兴，亲自来看望他，还特意为他换了一把椅子。

复诊的过程虽然艰辛复杂,但是终于回到了自己梦寐以求的事业上来,程莘农的心情是激动的。

三、蓄须明志,只争朝夕

回到工作岗位的程莘农干劲十足,总觉得时间不够用,总希望能在有限的时间里更加提升自己的医术,总希望在有限的时间里帮助到最多的患者。程莘农说:"我有 6 年时间被剥夺了看病的权利,现在我要把丢掉的时间夺回来!"话语间,他凝视着远方,好似追寻着那段失去的光阴的始点。

程莘农回到北京后不久,由于忙于工作,加之劳动改造体质虚弱,一天正准备出门上班,却发起了高烧,罹患急性肺炎,只能再次回家休息。这一休息,就是半年。半年没有出门,头发、胡子都长得很长。在胡须的去留问题上,程莘农犯了倔:"别人都说我 50 多岁的人留着长胡须像什么话,但我就要留下来。"程莘农是个惜时如命的人,"文革"期间白白流逝的岁月成为他心中的痛。为了这不能忘却的纪念,程莘农蓄起了胡子并称之为"纪念胡"。

"这叫'纪念胡'。"他爽朗地大笑,满意地将了一下颌下已变得花白的胡须,仿佛又是一次斗争的战利品,而银白的胡须就像他手中的针一样倔强。

从此,程莘农多年来一直蓄须,白须飘飘成了他的标志,也颇给他增加了许多仙风道骨的飘逸气质。

1976 年,一部关于赤脚医生的电影《春苗》在全国各地上映。片子里有一根银针治百病的故事,针灸的疗效几乎一夜之间家喻户晓,人们对针灸有了充分的信任。全国各地慕名而来的患者让程莘农应接不暇,平均每天要接诊四五十人次,多时一天就有七八十人次。经他治愈的患者无数。

程莘农就如同一个上了发条的机器,拼了命地为患者祛病疗伤。他清晨六时就走进诊室,当大家八点上班时,他已经治完 30 个患者了! 他把诊室的 7 张病床都充分用上,这张床上的患者正在行针,又开始给下一个患者施针,到中午十二点,他诊治的患者能有 80 多位。即便是对于开药方的医生,也是个惊人的工作量,何况是针灸医生,针灸医生诊治每个患者,从诊断、进针、行针到起针,少则 10 分钟,多则半个小时,每天在病床与病床之间的奔波可达几公里。

在数十年的从医生涯中,他诊治患者数十万人次,积累的病历单子摞起来能有一人高。一个人何以有这么巨大的力量? 患者的殷切希望就是他的力量源泉。因为在他眼里,患者永远是第一位的!

程莘农的工作规律而繁忙:上午出诊,下午参加会议或学术讨论,晚上回到家后如果没有患者找,就看看《北京新闻》和《新闻联播》,九点以后客人、患者走得差不多了,才是程莘农看书、审稿、改稿、著书立说的时间。每天晚上他都要忙到十二点以后才能睡下,有时甚至更晚。程莘农说,他曾为了修改《中国针灸学》,三天三夜没有上床躺下睡觉,心里急啊,不敢睡,累了只是在桌子上趴会儿。在程莘农卧室的墙上,挂着一幅只剩下下联的楹联,写道"灯下通宵读我书"——这正是程莘农与时间赛跑的真实写照。几十年来,程莘农差不多每天只睡四五个小时,仿佛只有这样,他才觉得追上了那已流逝的时光。当有人问道:"您现在把时间补回来了吗? "程莘农一脸欣慰地说:"补回来了,补回来了……"

失去的时间被"抢"回来了,踩着时间节律生活、工作的习惯,程莘农却再也丢不掉了,那绺翘翘的"纪念胡"也就陪伴着他在悠悠岁月中"纪念"下去。

"程莘农上班早,程莘农用针巧。出手就得气,百病全跑了。"这就是患者脱口而出的顺口溜。

北京的早晨,四点半钟正是黎明前的黑暗时刻。这时,一位须发皆白的老人已经从梦中醒来。动作虽然迟缓,但却有条不紊。他穿好衣服,来到洗漱间开始洗漱。洗漱以后开始用早餐。他的早餐非常简单,一杯牛奶,一个煮鸡蛋,很快就吃完了。

五点半,他从家里出来上班,六点准时来到位于东直门内南小街16号的中国中医研究院针灸门诊部。这时等候在这里的患者纷纷上前和他打招呼:"程老早!""大家早!"他一边应酬着,一边打开诊室房门,稍事准备,开始诊治患者。这些患者都是经过诊断提前预约的,所以不用再诊断,就直接进行治疗。他把患者一个个安排到诊床上,打开针灸包,取出银针,给患者扎上针。等把十几张诊疗床上的患者都扎完了,第一个进针的患者的留针时间也到了,于是他又开始起针,起完针,立即给第二批的第一位患者扎上针,再给第二位进针的患者起针。就这样,起针,进针;进针,起针;等八点钟上班时间到了,他已经为几十位患者治疗完了。

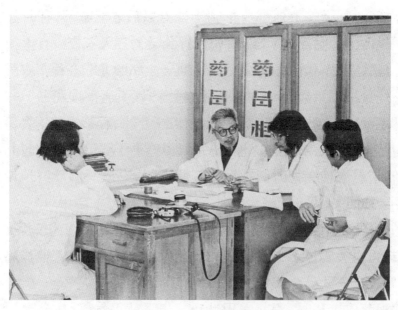

1980 年,程莘农在临床工作中指导外国留学生

八点不到，慕名前来求治的患者，来此学习的外国留学生，还有他的弟子们，一拥而上，把他围得水泄不通。从此时开始，他的角色就有了部分转变，不是单纯的治疗，而是边治疗边带教。所以诊治速度比较慢，往往一个患者就需要一个多小时。他让患者坐在面前，聊天似的问他哪里不舒服，是什么感觉，接着号脉，看舌苔，然后向外国留学生介绍中医的望、闻、问、切是怎么回事，如何进行望、闻、问、切。翻译过后，他再把患者安排到诊床上，准备进针治疗。在进针前还要向外国留学生介绍什么穴位在什么地方，怎样找准穴位，哪些穴位配合能治哪些病等，并且还要翻译——翻译清楚，不能让他们学不到真本领。三个多小时过去了，累得他满头大汗，才诊治了三四个患者。那些等在诊室外的患者一看都十一点半了，也就不再勉强了，说明天再来吧。因为他们大多数是常来诊治的，知道程莘农的日程安排和生活习惯。

"当！当！当！"夜里十二点的钟声响了，程莘农伸了个懒腰，放下手中的工作，简单洗漱一下，爬上床，闭上眼，慢慢进入梦乡。

每次见程莘农，总能看到他拄着一根拐棍。就在这根小拐棍里蕴藏着一个感人的故事。那是多年前，一个雨雪交加的清晨，程莘农像往常一样赶在六点之前按时出诊。由于天还没亮，雪大路滑，程莘农未及躲闪一个骑车莽撞的年轻人，摔倒在地。尽管当时就觉胯部疼痛，但是一心惦记着患者的他，没有把疼痛放在心上，坚持了一上午门诊后，才感觉疼痛难忍，抬不动腿了。被送到医院检查时，发现是一侧股骨颈骨折。医生立刻给他做了手术，打上钢钉。

俗话说："伤筋动骨一百天"。可是病床上的程莘农，心里惦记的还是没有康复的患者、学生的临床实习和他承担的国家级科研课题。没过几周，他就躺不住了，不顾大家劝阻，硬是拄着双拐上岗了。由于旧伤未愈，加之工作劳累，有一天，他突然觉得胯骨部位发凉，一摸才发现原来植入的钢钉断裂，已穿透到皮肤。只好再次手术，腿伤因此未能愈合好，留下了永远的后遗症，走路吃不上力，只能依赖拐棍。而这个拐棍也成为他工作忘我的物证了。程莘农就是怀着这样一颗救人济世的热忱之心,几十年如一日,为千千万万的病患撑起生命的绿荫。

数职在身,各种繁杂和沉重的事务和政务不仅没有成为影响程莘农给患者看病的因素,反而是他在纵观全局,了解更多医疗卫生工作情况的同时,更加清楚地看到了广大民众由于缺医少药、医疗水平低下而被疾病折磨的痛苦情景,更激发他努力学习提高针灸医术水平,为患者解除病痛的热情。依照惯例,程莘农已有这样高的职位和医术,并不需要每天在诊室坐班。可几十年来,无论酷暑寒冬,每天清晨六点刚过,他就步行来到诊室忙个不停。他带领的硕士研究生都知道他一踏进诊室就不喝水、不上厕所,不停地诊病。如今,他带出的硕士研究生、博士研究生在工作中都保持了这一工作风格。

第|六|章

临床科研　客观务实

一、发古解难，务实创新

经过了"文化大革命"，程莘农更加珍惜能够从事针灸工作的岁月，他开始认真思考一些问题，中国的针灸事业经历了数千年的岁月，而依旧可以在中医事业中屹立不倒，历久弥新，这和针灸厚重的文化积淀是分不开的。中国的针灸事业要永续发展下去，必须让国人，尤其是从事针灸事业的人深入了解针灸的文化积淀，这样在传承先人优秀成果的基础上，才能不断创新，中国的针灸事业才会焕发出无穷无尽的生命力与活力。

程莘农细数着中国针灸事业一路走来的历程，心中也是感慨万千。在历史的打磨中，针灸既有辉煌的时刻也有艰难的岁月，经过了数千年的风雨，针灸已经融入中国文化里，成了中国文化的重要组成部分。如今一切都已过去，针灸事业正在大步向前地发展，并且在世界范围内得到了认同。如今每年都有大批外国人来到中国学习针灸，深深吸引他们的正是中国五千年的文化，勤劳智慧的中国人用自己的实践经验发明了一种让世界惊叹的艺术，那便是针灸，一根根细小的银针却能发挥如此巨大的疗效，这不得不让世界为之折服。

程莘农在治学与医疗过程中也以务实精神作为出发点，他认为中医针灸就是一门务实的学科，在针灸事业数千年的历史发展过程中，每一步都是脚踏实地的结果，所以自己也要传承这种求真务实的精神，把针灸事业一步一步发扬光大。程莘农在针灸理论、临床治疗、教学研究等多方面的贡献，同他一生的治学精神是分不开的。在学术观点上，他推崇《黄帝内经》《难经》，反对玄学，提倡务实创新。他认为，无论做人、做学问都必须务实。本着这种精神，他认真对待经络研究。他多次讲："我们研究经络，首先要端正主导思想，要客观务实，研究出什么就是什么，不要事先被经络'虚无'或'神圣'所左右。"程莘农认为，必须彻底改变为研究经络而研究的现象，经络的研究要与临床相结合，重视经络研究对针灸临床的指导作用。腧穴是针灸施治的有效部位，是针灸疗法的刺激、作用点。近年来我国在腧穴研究方面取得了一些进展，尤其是在腧穴特异性研究方面，然而对腧穴功效主治的研究开展甚少，应该重视腧穴临床治疗作用的研究，与现代理论相结合，验证和发现腧穴的新功效和新的腧穴，使经脉腧穴理论能够切实指导临床。

程莘农还要求注重阅读医籍原文。他推崇杨继洲的名言："不溯其源，则无以得古人立法之意，不穷其流，则何以知后世变法之弊。"因此，源流并重才能较完整地继承和发扬针灸精华。程莘农认为，先人留下的医药典籍是后人取之不尽、用之不竭的宝贵财富。在各种研究设备和条件都十分艰苦的古代，先人们克服种种困难，创造出如此优秀的医药巨著，并且大多数都被证实是十分准确的，这本身就是一种奇迹。程莘农视各种针灸经典如至宝，经常阅读研究，对于问题喜欢追根溯源的他，每遇不懂或不明白的知识，必能从书中找到满意的答案。"要精通针灸，必须在中医经典著作上下功夫，只有熟读《黄帝内经灵枢》《黄帝内经素问》《难经》《针灸甲乙经》，掌握《金匮要略》《伤寒论》等，才能灵活运用中医基本理论来指导针灸临床，做到得心应手，针到病除"，程莘农踏实谦逊的学术态度可见一斑。

程莘农的务实精神在对中医针灸文献的研究上也体现得淋漓尽致，程莘农认为对中医的每一问题，要强加核查，力求准确，"知之为知之，不知为不知"，他认为发现不懂的知识并不可怕，可怕的是明明知道错误，却不肯虚心改正。所以程莘农经常告诫后辈身边必须常备着《辞海》《辞源》等书籍，遇到不甚明了的知识，一定要勤查。例如《黄帝内经灵枢》与《黄帝内经素问》的成书先后问题，历来有不同的看法。因《黄帝内经灵枢》一度失传，王冰注《黄帝内经素问》而未注《黄帝内经灵枢》，导致谈《黄帝内经》者多称举《黄帝内经素问》，而不重视《黄帝内经灵枢》。程莘农作为"灵枢"学派的一员，对于这个问题有自己的见解。他认为先有《黄帝内经灵枢》后有《黄帝内经素问》，并从先秦诸子百家书中追溯了《黄帝内经》理论的渊源。其实，程莘农从20世纪50年代便开始中医针灸文献的研究工作，他觉得古人的智慧要传承下去，一味地机械式地阅读是不够的，必须对这些典籍做十分深入的研究，总结出其中的规律，用共性的东西指导实践，而对个性的东西具体分析，这样才能让这些经历了数千年的经典重新焕发出生机。他数十年如一日，勤于临证，钻研古籍，主张实践与理论并重，工作或学习中遇到难题，每向经典寻求答案。继承不泥古，创新不离宗，"去伪存真"是他研究文献的一个基本出发点，从不做玄之又玄的学术，程莘农认为玄学在针灸事业上是极为不可取的，临床上对于针灸精确性的要求甚至到了锱铢必较的程度，是不允许有半点偏颇的，绝对不能模棱两可，必须精而又精。程莘农对中医的每一问题，都加强审核，力求准确，他的每一个观点见解，所引的每一段经文，都能在他的临床实践中找到佐证。他对《黄帝内经》《难经》等中医典籍研究颇深，撰写出《难经语译》(初稿)、《难经概述》等文章，提出了许多学术思想、观点、方法。诸如关于经络脏腑作为核心理论的思想、六阴经有原论、八脉交会穴统管心、脑、督脉辨证关系论等，并据之创立了在临床上所特有的"一窍开百窍开法""通调四关法""八穴镇痛法"，以及"改进三才法""指实腕虚运针法"等针法，这些在学术上都是独树一帜的。

灿烂的中华文明孕育出了博大精深的中国医药文化，经过了几千年的风霜雨雪，这份医学瑰宝逐渐向着更科学、更系统、更精确的方向发展。从远古的医学传说到近现代的临床实践，中医事业已经成为中华文明不可分割的一部分。相反地，璀璨的中国文化也为中医针灸事业积淀了厚重的营养。程莘农沿袭了中医药文化的内在精神，不断在优秀的针灸经典中汲取营养，对于学术问题力求准确，绝不得过且过，甚至是微乎其微的细节，他也深究到底，不放过任何一个让自己进步

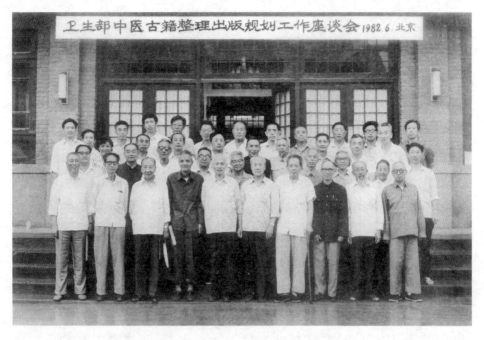

1982年，程莘农参加卫生部中医古籍整理会议(二排右五)

的机会。人创造了文化，而文化却也在无时无刻地影响着人们。广博的针灸文化伴随着程莘农，先人的优秀经典启发着程莘农，针灸的芳香远播激励着程莘农，这些都给予他精神的动力，在针灸事业的远航中，程莘农义不容辞，把这博大精深的针灸文化永续传承下去。

二、探寻经络，研究腧穴

　　中医针灸终于凭借其自身的独特魅力与程莘农等老一辈针灸学家的努力得到了人民的认可与肯定。由于种种原因，针灸界对于经络与腧穴的研究是非常匮乏的，而其又是对中医针灸起着举足轻重的作用，所以对经络与腧穴的研究必须提起高度重视。程莘农充分认识到这一点，他在业界不断呼吁加大对经络与腧穴研究力度的重要性，并且身先士卒,全身心投入到科研中。

提起针灸,程莘农有说不完的话:"针灸既能寒也能热,既能补也能泻,很多病都可以采用针灸治愈。现在,针灸治疗范围已扩大到三百多种病症,其中一百多种病症单独施以针灸,就可取得较好疗效。除了我们知道的腰酸腿疼外,一些内脏病症也可以针灸,甚至像中风、脑出血这样的危重病也行!"他对针灸疗效的信心不仅仅来源于长期的实践经验,更来源于近半个世纪以来对中医经络学说的研究和探索。

中医经络学说是中医基础理论的核心之一,是对复杂的人体功能调节规律的一个高度概括,是古人在长期临床实践的基础上总结出来的。早在两千年前成书的中医经典《黄帝内经》中,就详细地阐述了有关经络的组成、循行分布、功能和经络病候以及临床治疗等理论,这些宝贵理论至今仍有效地指导着临床实践。由此可见,经络学说对于中医学的重要性,古已有之。对于针灸来说,经络学说有着更加重要的意义。因为十四经循行路线上都分布独自的"腧穴"(穴道),经、穴、病三者有着不可分割的联系,哪一经有病就用那一经穴道治疗,哪一经穴道就治那条经的病症。经络和阴阳、五行(木、火、土、金、水)、脏象(心、肝、脾、肺、肾、包络为脏;胆、胃、大肠、小肠、膀胱、三焦为腑)等有着十分密切的关联。经有"径"的含义,是纵行的干线;络有"纲"的含义,是经支出横行的联络线,因此经、络常联名并称为经络。经络以十二经脉为主干,此外还有十二经别、奇经八脉、十二经筋、十二皮部等。络脉是以十五络脉、孙络、血络等为主要联络。因此,能够将血气运输到人体内、外、上、下,无处不在,构成一个经络系统。

程莘农从刚刚接触针灸的那一刻起,便对于中医经络有着独特的观点。早在1957年,程莘农在江苏省中医进修学校发表的一篇题为《针灸经络学初探》的论文,文中写道:"针灸的治疗作用就是通过人体的经络系统,以外治内的作用途径,经过适当刺激体表穴位,激发经络感应传导,疏通经络,通过机体扶正祛邪,纠正脏腑气血盛衰虚实,对神经、内分泌、免疫等各个功能系统的活动起双向调节作用,表现在对亢进的功能起抑制作用,对低下的功能起兴奋作用,以再建阴平阳秘,从而达到治愈疾病的目的。由于经络概念形成与发展经历了数千年,加之受中国古代哲学思辨的影响及当时的生产力水平低下等因素的制约,经络学说具有一定的历史局限性是不容置疑的。这就需要我们加强对经络学说的研究探索,因为经络的现象是客观存在的。中华医学几千年来的实践也充分证明,利用经络学说来诊断、治疗、推测疾病的预后等都是行之有效的。"程莘农这一观点的提出在当时那个年代是非常具有进步性的,这是他经络研究的起步,也为其以后的辉煌打下了坚实的基础。

1976年,程莘农调至中国中医研究院针灸研究所工作时,除从事针灸临床外,他还被组织安排从事针灸经络的研究。当时,尽管中医事业已经得到了长足的发展,但是具体到经络研究方面,还是成果甚微。甚至有的人对于人体中是否存在经络持怀疑态度。在这样的环境下,程莘农迎难而上,接受了经络研究这一艰巨的任务,甘愿把自己宝贵的科研时间投入其中。他相信人体中是确实存在经络体系的,甚至它对人体的作用都是无可替代的。如果人体的经络能够被研究清楚,那么不论是对于具体的临床实践,还是对于整个中医事业的发展,都是意义重大的。在经络学说还不是能够被彻底接受的年代,他大量地查阅医学经典,总结其中有关经络的论述,同时也十分重视临床经验,大胆尝试新的疗法。就是这样夙兴夜寐的工作,终于,程莘农在与中国人民解放军二六二医院的协作下,完成了《经络体表循行81例研究》,是我国早期经络研究的佳作之一。该研究将测验的经络感传路线和《黄帝内经灵枢·经脉》对照核查,两者循行路线基本一致,得出了经络是客观存在的科学判断。此后,程莘农被任命为中国中医研究院针灸研究所临床经络研究室主任,继续进行研究。

经过程莘农等老一批中医学家的不懈努力,经络学说越来越得到大家的接受与肯定,人们在惊叹人体中竟然有这么神奇的经络系统之时,也认识到对其加大研究力度是十分必要的。

　　1990 年，"经络的研究"被列入国家攀登计划,程莘农被聘为首席科学家,主持"循经感传和可见的经络现象的研究",从人群普查、生物学指标以及现代物理学(如声、光、电、热、磁、核等)研究等方面进一步证明了经络的客观存在。这些都使经络学说得到了更大的重视,也进一步推动了针灸事业的进步。

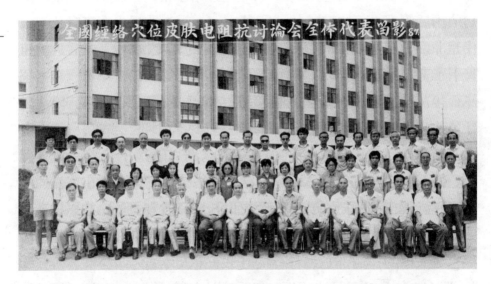

1987 年,程莘农在福州参加全国经络穴位皮肤电阻抗讨论会(前排左五)

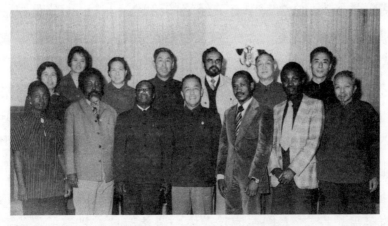

程莘农参加世界卫生组织国际会议(前排右一)

程莘农通过对中国医学史和中医典籍的研究，认为针灸是最能反映人类对自身本质认知的诊疗手段之一，其原始性既包含了对人体真理性的探索，也揭示了中医学的起源。他认为"经络"是在实践经验的基础上，经过长期的观察体验和反复医疗实践，所发现的人体相关生理功能和病理变化，是一种客观存在，而经络学说是对这一现象的解释。古代不同时期、不同地域、不同学派发现了不同的人体特定部位之间的联系规律，即"经络"。古人给予我们的是经络存在的"事实"，并用经络学说给出了相关的"解释"，其中包含了中国传统哲学观念，对这些规律进行了解释和提升。如早期的经脉循行线是比较简短的，为了完成经脉循环流注，古人延长和扩大了人体各部位之间的联系规律，并据此绘制了经脉体表循行图。

程莘农认为，当今的经络研究，要区别对待"经络"现象与学说，明确经络研究的对象，重要的是要探讨古代经络学说中所揭示的人体上、下、内、外联系规律的科学价值与现代生命科学之间的关系，而不能完全只对经络学说中的理论进行验证，更不能"按图索骥"寻找曲折跌宕的人体经脉循行线。如果我们孤立地只研究经络的循行轨迹，就忽视了经络的整体系统性，得出的结论是片面的。

经络学说是中国古代医家在当时的文化条件和生产力发展水平下，对人体关联现象的认识和概括，是古人用直观、感性的方式对生命活动的体悟和解释。经络理论体系的形成包含着对"天人相应"文化观念的渗透，融合了粗浅的客观观察和深刻的主观推理，其内容不全是纯粹的自然科学内容。作为中国传统文化的有机组成部分，中国古代的经络学说与其他传统文化一样，既有糟粕的成分，也有精华的部分；既有迷信的因素，也有科学的成分；既有消极的因素，也有积极的因素，应该科学分析、科学对待。

在社会发展的过程中，传统学说的内容存在着双重作用。如果其适合社会生活的变迁，能够应用到现代具体的临床中来，便能推动医学事业的发展。反之，如果一成不变，甚至被证实是不甚准确的，那便会阻碍医学事业的进步。程莘农认为对于传统经络学说，应坚持取其精华、去其糟粕、批判继承、古为今用的原则。对于那些符合医学发展要求的，对于临床实践有积极指导性意义的部分，应该继续保持和发扬；而对于那些迷信和消极的成分，必须加以改造或者剔除，坚决不能坚持"守旧主义"的作风，要让传统经络理论为现代的医学实践服务。程莘农认为，在经络学说有科学表达之前，应该首先分清哪些是客观存在的，哪些是主观臆测的，认识经络精髓之所在。如果在研究中过分地强调使用客观的实验数据来寻找古典经络的实质，其结果会有悖于经络的真实含义。

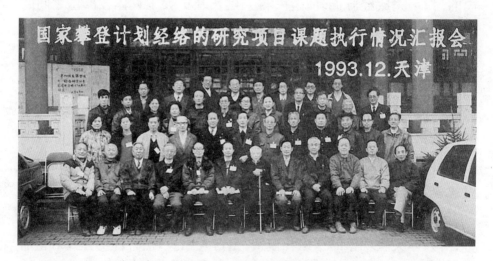

1993 年，程莘农在天津主持经络的研究项目课题汇报会（前排右六）

经络学说是在现代解剖学和神经生理学等学科之前，人类对自身生命科学现象的概括性认识，也许是这些现代科学认识的萌芽状态，是以观察而不是实验数据为依据形成的理论。经络是人体气血运行的通道，是整个人体上下、内外相互沟通联系的路径。经络虽然包含神经、血管、淋巴管乃至组织液等，但不能直接对应某种形质及其功能。

经络实质的研究对生命科学有着极大的影响，经络循行线显示和循经感传等研究结果，肯定了经络存在的客观性和普遍性，但无法对经络实质或物质基础做出实质性的统一解释。此外还提出了大量与经络传导有关的"通道",如循经低电阻通道、光通道、声通道、化学"梯度/分子"通道、中枢通道等,但均无法建立完整的吻合经典经络的"传导通道",因为显示这些通道的参数与经络之间没有特异的对应关系,并不能说明经络的功能和物质基础。现代研究还认为其循经感传的形成必然要涉及神经系统从外周到中枢的各个环节。从这些研究结果可以看出,经络体现的是一种生命的整体效应,表现形式多种多样,是生命物质之间相互作用的复杂活动的综合反映,不是某种物质结构的单一功能所能解释的。所以程莘农认为要客观对待经络与现代解剖生理结构的相关性,应用经络学说的研究成果科学地解释经络现象。

值得一提的是,在20世纪80年代程莘农在主持经络研究期间,还发生了一件真实诊疗病例。在程莘农去天津市中西医结合急腹症研究所查看本院经络研究所的经络研究情况时,于17时许,其妇产科病房有一产妇患子痫,已昏迷,胎死腹中,已不能切腹,且尚无其他治疗办法。恰逢程莘农在,于是住院医师请其治疗,当时为其急行针刺治疗,并开一中药方,嘱其于18时30分必须将头煎药服下,于23时必须将二煎药服下。此处方中,程莘农重用大黄、芒硝、龟板、川牛膝等药,收到了意想不到的效果。住院医师照此执行,当晚23时30分孕妇慢慢苏醒,自觉腹痛,死胎自动产下,后经医院连续治疗而痊愈。这件事在该医院被传为佳话,程莘农的妙手回春之术再次得到了印证,这个案例也表明了程莘农在全身心投入科研的同时,对于具体的临床诊疗一点儿没有生疏,他认为搞科研的目的是能够使研究成果应用到具体的临床中,这才是科研的真正意义。程莘农也用自己的实际行动践行着救死扶伤的信念。

此外,程莘农非常重视对腧穴的研究。腧穴,是中国文化和中医所特有的,其在医学上的地位也非常之高。腧穴是人体脏腑经络气血输注出入的特殊部位。"腧"通"输",或从简作"俞"。"穴"是空隙的意思。《黄帝内经》又称之为"节""会""气穴""气府"等;《针灸甲乙经》中则称之为"孔穴";《太平圣惠方》称之为"穴道";《铜人腧穴针灸图经》通称为"腧穴";《神灸经纶》则称为"穴位"。《黄帝内经素问·气府论》解释腧穴是"脉气所发";《黄帝内经灵枢·九针十二原》说是"神气之所游行出入也,非皮肉筋骨也"。说明腧穴并不是孤立于体表的点,而是与深部组织器官有着密切联系、互相输通的特殊部位。"输通"是双向的,从内通向外,反应病痛;从外通向内,接受刺激,防治疾病。从这个意义上说,腧穴又是疾病的反应点和治疗的刺激点。当现代科技结合腧穴的形态结构和针灸效应等进行研究时,腧穴学的内容更为丰富。程莘农认为以经络系统为基础产生的经络理论,是我国中医学在长期的针灸临床实践中形成的关于人体有机联系的科学理论,指导着针灸临床运用经脉腧穴治疗疾病。经络研究的结果只有回到临床才能得到检验,并且只有在临床中才能获得新的生机。

程莘农积极参加世界卫生组织的国际标准"针灸穴名"研究工作,对腧穴的名称、意义、部位逐一审核,十几年间在国内外多次会议中,表达自己的见解,主张创新,反对异化。在参与国家中医药管理局组织的穴名标准化统一工作时,积极参加对循行次序穴名的排列以及部位的确定,并认真表达个人意见,该方案获得国家技术监督局审批后,予以公布执行。这是国家中医药管理局首次公布标准化方案。程莘农根据其研究成果与杨甲三合作撰写《十四经穴点穴法》,并被拍摄成科教电影,于1983年由北京科学教育电影制片厂摄制发行,并荣获卫生部科学技术进步奖2等奖。

程莘农对针灸情有独钟,但坚持"客观的评价,科学的使用"。程莘农带领着研究人员,从"穴位的现代研究""经络的现代研究"和"针灸诊治机理的研究"三方面对针灸深奥的科学机理进行深入地探索、研究和总结。"穴位的现代研究"汇集了大量穴位大体结构、组织学结构、生化特性等研究结果;"经络的现代研究"重点讨论了经络的感传现象的研究成果,并收集了经脉-脏腑相关规律和经脉的理化特性等研究资料;"针灸诊治机理的研究"系统梳理了针刺疗法所涉及的诊治机理,并根据现代医学的系统分类讨论了针灸对内脏系统的调整作用及针灸防御免疫的作用。他非常赞同加拿大认知科学学会主席萨加德教授的观点:"虽然中医和西医有着不同的理论体系,但是,中西医间语言、概念及本体论的不同并不意味着不能建立它们之间的比较。中医不是神秘的宗教,它的目的在于改善人们的健康状态。"程莘农认为这句话非常客观地评价了中医的性质,它并不是宗教,而是可以和西医进行比较的一门学科,而这门学科的目的是为人民消病解难、恢复健康。程莘农始终坚信,虽然由于历史和文化的差异,人们对针灸可能有不同的看法,但是不论你如何理解针灸,它的临床实践结论证明针灸在许多方面是成功的、有效的和实用的。

在半个多世纪的岁月里,程莘农不遗余力地把自己的宝贵时间投入到经络与腧穴的研究中去,他坚持"大胆假设、小心求证"的工作作风,对每一个细节都力求精确无误,并以指导临床实践为根本出发点和落脚点。在程莘农等医学大家的不断努力下,针灸事业取得了长足的发展。人民逐渐接受了针灸,中医针灸甚至走上了国际的舞台,成为中国的名片之一。

三、医针同源,方穴同理

程莘农认为临证处方选穴,首先应掌握穴位主治和腧穴的特性,就像中医医生不仅要熟记方剂,而且要掌握每味中药的功效主治。程莘农在早期长达 25 年的学习和医疗工作中,主要应用中医中药进行临床辨证施治,对方药性能和配伍认识颇深。但自 1956 年毕业后,程莘农留校任针灸学科教研组组长,成为他由"用药"到"用针"的转折点,用他的话来说,由一个"开方医"变为"针药并用的医生",此后从1957年到北京工作后,更是专攻针灸,因此程莘农在临证和教学时能将中药与腧穴、中药处方与针灸处方融会贯通。

古代名医孙思邈在谈及用药与用针的关系时曾说:"汤药攻其内,针灸攻其外,则病无所逃矣。"程莘农每次阅读到这段话,都会对其中的含义加深一次理解。他深深感到,针灸处方的配穴规律与方剂的君、臣、佐、使配伍原则基本相似,配穴乃某穴之特性与他穴之特性互相佐使,而成特效之用,犹之用药,某药为主,某药为辅,相得益彰也。"补中益气",方剂选用补中益气汤,用穴则用百会穴(对应升麻、柴胡)、关元穴(对应人参)、气海穴、(对应黄芪)、足三里穴(对应白术)。"心肾不交",方剂选用交泰丸以交通心肾,以黄连为君、肉桂为臣,而针灸即可选取手少阴心经和足少阴肾经原穴,以神门穴为君、太溪穴为臣,也可取手少阴心经经穴神门穴和足少阴肾经经穴太溪穴,还可取手厥阴心包经八脉交会穴内关穴和足三阴经交会穴三阴交穴,又可取背部的心俞穴和肾俞穴,此乃穴药异途同归之理。程莘农用药和用穴都是在中医学基础理论指导下进行的,穴位和中药的作用常有异曲同工之妙。如列缺穴宣肺止咳,功似桔梗、杏仁;曲池穴去血中之风,功似荆芥;大椎穴调和营卫,功似桂枝、白芍;风池穴既能疏散外风,又能平息内风,功似钩藤、防风;足三里穴大补元气,功似人参、黄芪;阳陵泉穴疏肝利胆,功似柴胡、竹茹。腧穴与药物同理,而腧穴有多方面功能和双向调节的作用,这是有些药物所不具备的优点。如关元穴,补气之功似人参,对妇科月经病亦有疗效,可行气、活血化瘀似当归,又有泻的作用。"腧穴所在,主治所及",每个腧穴可以治疗所在部位的浅表和内脏疾患,即近作用,如太溪穴位于内踝处,主治内踝肿痛。除此以外,每一个腧穴还有它不同的属性和特性,即属于同一条经的腧穴,在主治上都有它的共同点,属于哪一条经的穴位,都可以治疗本经的疾病,例如前面提到的太溪穴,归属于足少阴肾经,且为足少阴肾经之腧穴、原穴,为经气输注之处,足少阴肾经又通向脊柱,故太溪穴除了可以治疗内踝痛外,还可治疗腰脊痛。另外,每一个腧穴在治疗上除有共同点之外,还有其特殊作用,即特性,如合谷穴为汗穴,内关穴为吐穴,丰隆穴为痰穴,气海穴、关元穴为补气之穴,足三里穴为保健穴等。

　　随着自身临床经验越来越丰富,同时在学术科研方面也不断进步,程莘农对针灸有了更加深刻的理解:"针灸是一门非常深奥的学问,中国历史上第一部医学专著《黄帝内经》有一半篇幅阐述了针灸的理论和实践。针灸的理、法、方、穴、术都是很讲究的,由于一些人缺乏对针灸学的深刻了解,把针灸作为一种简单的技能,其实,针灸学无止境、用无止境,是一门实践性很深的学问。"程莘农认为评判一项科研成果最行之有效的方法就是看其能否成功地应用到临床实践中。针灸学是实践性很强的一门学科,一定要重视临床,重视疗效。

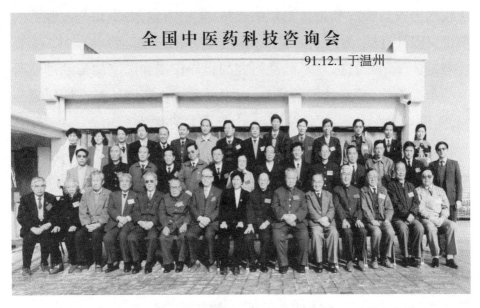

1991年,程莘农在温州参加全国中医药科技咨询会(前排左二)

四、攀登计划，贡献卓著

进入 20 世纪 90 年代后，政府对中医事业的重视程度越来越高。甚至在世界医学舞台上，中国针灸都占据了很重要的地位，通过国际间的团体交流，针灸事业的芳香逐渐远播海外。出于对中国医学文化的国际传播，也考虑到对传统中医事业的保护与继承，国家对于中医项目研究的力度不断加大，这其中一个非常重要的措施就是将其归入国家攀登计划中。

攀登计划是针对国家的科学技术、经济和社会发展具有全局性和带动性的研究项目而组织实施的国家基础性研究重大关键项目计划。它是国家在通过科学基金等方式支持基础性研究的同时，选择那些具有重大科学价值或应用前景的项目，组织精干的基础性研究队伍，给予较强的投资强度和持续稳定的支持，集中力量，力争在一些领域内取得突破性进展，为国家的发展和科学技术的进步起带动作用。攀登计划是体现国家目标对基础性研究的指导作用和国家加强基础性研究的重大措施，攀登计划的实施，对推动和加强我国的基础性研究工作，实现基础性研究的国家目标有十分重大的意义。

攀登计划自 1991 年开始实施，先后有 45 个项目列入该计划，除 1991 年和 1992 年先后启动的 30 个攀登 A 类项目外，1994 年又启动了 15 个工程与技术科学重大基础研究项目（攀登 B 类项目）。该计划的内容包括以认识自然现象、揭示客观规律为主要目的的研究；围绕社会生产和学科发展提出的具有重大或广泛应用价值的、探索新原理、开辟新领域的定向性研究；对基本的科学数据进行系统的考察、采集、鉴定并进行分析、综合、探索基本规律的研究。

1992 年 10 月，国家科学技术委员会正式聘请程莘农、胡翔龙为攀登计划"经络的研究"项目首席科学家,批准了项目专家委员会人选,并委托国家中医药管理局为该项目的组织管理部门。本项目分为六个方面,包括:①与循经感传相关的外周过程和中枢机理的研究;②经脉循行路线的客观检测和显示;③经脉脏腑相关联系规律和联系途径的研究;④与经脉循行路线相关的物质基础的研究;⑤经络自组织结构与非线性特征的研究;⑥古代经络文献的研究。本项目从六个方面开展研究,以红外辐射成像技术在没有外加刺激的条件下,观察到人体体表自然存在的循经分布的等温线,其行程与古典的经络路线大体一致。从神经解剖学和神经生理学角度对循经感传机理进行了探讨。人体观察和动物实验结果表明,神经冲动有可能在外周传入神经末梢之间跨节段传递;也可能在前角细胞之间进行联系,感传过程中大脑皮层体觉区的诱发反应的空间分布与循经感传的路线相似,皮层的多个脑区也出现了复杂的兴奋和抑制过程的动态变化。经脉脏腑相关联系的规律和联系途径的研究也有明显进展,研究结果为解释经脉作为一个整体而参与相应的脏腑的机能调控过程提供了新的依据。中国中医研究院、福建中医研究院、北京大学、清华大学、西安医科大学等九家单位近百名研究人员参加本项目研究工作。

由于程莘农的医术高明,再加上其对中医经络的研究从20世纪50年代便开始了,理论基础已经十分扎实,且其认真负责、一丝不苟的工作作风在中医界也是有口皆碑,实在是首席科学家的不二人选,这也充分表明了国家对程莘农的信任。程莘农深知自己身上的责任重大,他仔细学习国家攀登计划的指导思想"紧紧围绕基础研究的国家目标,将解决国民经济和社会发展中的重大关键问题的基础理论和技术基础列为优先任务;结合科学发展趋势,坚持'有所赶,有所不赶'的原则,确立基础研究以质取胜的思想,突出重点,着重支持首创性的研究工作,为提高中国基础研究工作水平做出贡献",并且将其作为自己进行研究的不懈动力。

程莘农及其团队在研究过程中,把主观感觉现象的描述和客观指标的记录结合起来,切实注意理论联系实际,基础结合临床,体现了中医的理论特色,在医学和生物学研究工作中开拓了一个新的领域,发现了许多重要的现象和规律,这些现象和规律为国内外其他学者反复证实,具有重要的科学价值,为进一步阐明经络实质奠定了可靠的基础,对于探讨针灸麻醉原理都有重要意义。程莘农作为总课题组组长和总设计人、第一作者,获国家中医药管理局科学技术进步奖一等奖。其研究成果由程莘农与胡翔龙编著成《金针之魂——经络的研究》一书,于1997年由湖南科学技术出版社出版发行。该著作在经络研究方面具有里程碑意义,其介绍了我国学者在经络现象(特别是循经感传现象)、经脉脏腑相关以及经脉循行路线的客观检测等方面的研究工作。其中含有重要研究成果和最新的研究进展。表明古人描述的十四经脉的特殊循行路线和人体机能调节的一些循经规律是客观存在的,这就为进一步阐明经络的实质奠定了可靠的基础。程莘农认为只有通过实践才能去粗取精,去伪存真,不断深化我们对经络学说的认识,逐步逼近它的本质,必须切实分清主次,抓住问题的核心,并指出经络研究的核心就是十二经脉的特殊循行路线及其与人体机能调控的关系,离开了这个核心,我们所研究的就未必是古人所说的经络

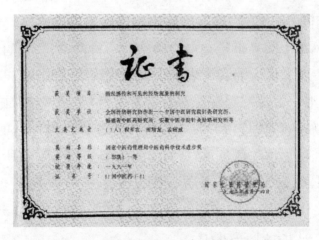

程莘农主持国家攀登计划的获奖证书

了。程莘农还强调,经络现象可以客观地记录下来,但经络却不可能用"解剖"的方法找出来。同时还提出加强多学科之间的协作,将会促进古老的经络学说和现代科学前沿之间的沟通和融合,对经络研究作出新的贡献。这些科学的观点令人折服,也表明了程莘农等专家对经络课题研究的投入与热情。

近几十年来,围绕着经络研究的争论层出不穷,可以说在我国医学科学工作中争论最为激烈,且又是非常受人们关注的一个课题。人们重视它,因为通过千百年的医疗实践证明经络学说的主流是正确的。而且它的理论思想与当代自然科学发展的前沿合拍,因此有广阔的发展前景。当然也有一些学者对其持否定态度,因为它与已知的西方医学理论格格不入。而且至今尚未能用解剖和生理学的方法证明它的存在或给予恰当的说明。这种矛盾和争论正反映了经络研究的重大科学意义和发展的生命力。所以要首先澄清思想上的混乱,否则就无法取得共识,以保证经络研究的科学发展。对于经络实质这样一个复杂而又充满争论的问题,也只有充分地掌握第一手资料,立足于客观的现实,才有可能做出正确的判断,这也是最实事求是的态度和最可靠的研究途径。正是在这样的思想指导下,按照"肯定现象,掌握规律,提高疗效,阐明本质"的思路,我国的经络研究才能够不断深入,从而取得显著的进步。

经过程莘农等老一代中医学家对经络理论的研究,目前已经有大量的研究资料说明了经络学说中的三个最关键的问题是确实可靠的:第一,经络现象是客观存在的。其中,循经感传尤为多见,它是普遍存在于人体之中的一种正常生命现象。第二,人体体表可以观察到与古典经脉循行路线基本一致的某种线路或轨迹,它与人体功能的调节密切相关。目前,已经可以用几种客观的方法把它检测或者显示出来(部分或全程)。第三,经脉和脏腑之间确有相对的特异性联系,人体的功能调节过程中存在着某种循经特征。以上研究结果不仅能够证明古人创立经络学说有充分的根据,而且也进一步发展和深化了我们对经络现象的认识。所发现的许多重要事实尚难以用已知的现代医学和生物学知识做出恰当的解释。除此之外，近几年来在循经传感等经络现象的形成机制方面也积累了一些重要的资料，为进一步阐明经络的实质奠定了基础。

根据目前的条件和可能，程莘农认为，现阶段经络研究将着重解决以下三个问题：第一，进一步探讨循经传感等经络现象的机制及其相应的物质基础。第二，根据经络学说的论述，深入研究经脉脏腑之间相关联系的规律及其联系途径。第三，进一步完善经脉循行路线的显示和检测方法，探讨与经脉循行路线相关的物质基础，及其与人体功能调节过程中信息传递的关系。在此基础上，对经络的实质及其在人体功能调节中的作用做出比较有根据的判断。程莘农等认为经络学说是祖先为我们留下的一笔极其宝贵的文化遗产，把经络研究列入国家攀登计划体现了一种立足国本，放眼世界的远见卓识，是符合我国科学发展的国情的，也是我国科研发展的必然要求。我们要尽最大的努力，运用先进的现代科学技术把经络理论发扬光大。

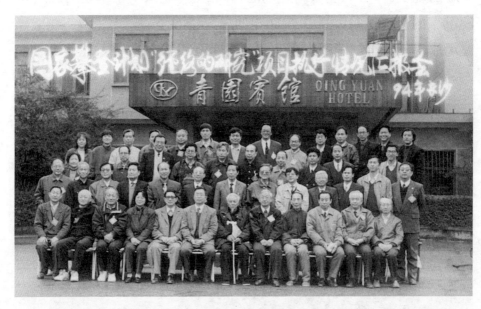

1994 年，程莘农在长沙参加国家攀登计划"经络的研究"项目汇报会（前排右六）

随着近年来研究思路的改变，经络研究的重心由形态学转向功能学，不再一味追寻新的"经络结构"；从偏重实验室转向临床与实验室结合；在穴位、经脉、循经传递上收集到一些新的特征；对"体表内脏相关"的物质基础、作用原理进行了多学科和深层次的探讨。

程莘农作为攀登计划"经络的研究"项目首席科学家，对针灸的研究投入了毕生的精力，他对经络研究的热情和对中医针灸事业的虔诚，数十年如一日，从来没有消退过。特别是他把针灸的临床诊治与学科研究紧紧地结合在一起，以科学研究为方向，以临床实践为重点，重在解决针灸治疗方法论的问题，再用丰富的临床实践所获得的病例和数据为现代针灸学的研究提供翔实丰厚的依据，取得了突出的成果，让世界知道了中医，了解了针灸。

五、明性配穴，归经辨证

注重经络理论，坚持归经辨证，是程莘农学术思想的核心。程莘农师出名门，拜温病大家陆慕韩为师，苦研中医经典，程莘农在培养良医之道时已对中医辨证施治的世界观和方法论有了浓厚的兴趣和独到的见解。1947 年，程莘农在自己的诊治手记中写道："医者，探病毓体，观其面而及里，号其脉而至心，回望四季知寒热，瞻观早春明深秋，由表及里，由点及面，方能愈疾于无恙……"，这其实就体现了程莘农对中医辨证施治的观点。

程莘农认为针灸治疗疾病，虽不同于药物，但选穴处方和施术手法，同样离不开中医学诊疗疾病的基本原则——辨证论治。缘理辨证、据证立法，准确辨证是取得疗效的前提。在针灸临床诊断方法上，常用八纲辨证、脏腑辨证、经络辨证及气血辨证等综合的辨证方法，尤其是经络辨证，对于针灸临床的诊断治疗具有重要的指导意义。《黄帝内经灵枢·经脉》早就指出:"经脉者,所以能决死生,处百病,调虚实,不可不通。"临证时程莘农尤其重视经络辨证,他认为经络辨证是以经络学说为理论基础来概括经络病变的临床表现以及经络、脏腑病变时的相互影响,总结出病变表现时的一般规律,实现以病归经,以经知脏,准确诊断。程莘农施术时强调"宁失其穴,勿失其经",需要对经络高度重视,在具体诊断和辨证施治过程中,要注意有的放矢,提高诊治疗效,如果做不到辨证施治,不但患者可能得不到良好的治疗,甚至有可能会对病情造成耽误。所以,坚持中医辨证,尤为重要。

经络循行和病候归经在经络辨证中具有重要作用,只有熟记经络循行,认清病候归经,才能够准确地进行经络辨证。这是程莘农一贯坚持的观点。"有诸内必形之于外",任何疾病都以其一定的"病候"表现于外,"经络所通,病候所在,主治所及",各经脉病候与其经脉循行特点密切相关。通过对病候进行分析,判断病在何经、何脏(腑),据此进行处方配穴,或针或灸,或补或泻。虽然十二经病候常有交叉,如心烦,可见于手太阴肺经、足阳明胃经、足太阴脾经、足少阴肾经及手厥阴心包经病变,但可根据其他症状来判定。若其他症状为足少阴肾经病变引起,则心烦属足少阴肾经。将病候按十二经进行分类归经,结合其他辨证方法,就可以循其内外复杂的病候有所归属,以辨明病因、病位、病性而立法处方。进行经络辨证时,除应重视十二经病候规律外,还应注意经脉循行部位的病变,尤其是局部的疼痛、发热等感觉变化和拘挛、屈伸活动转侧受限等功能障碍症状,如足太阴脾经通过腹部,故腹部胀满属足太阴脾经。如前头痛属阳明经、偏头痛属少阳经、头顶痛属厥阴经等,都是依据经脉循行路线进行的经络辨证。"凡刺之理,经脉为始",只有熟记经络循行后才能循经取穴,辨证施治。

正因为如此,程莘农强调,要掌握这种方法,必须充分了解脏腑生理、病理、经络循行路线、阴阳、五行、表里关系、腧穴特性等,才能灵活应用。按经取穴对于复杂疾病的治疗效果较局部取穴明显,可单独使用,也可配合使用,主要包括本经取穴法、异经取穴法(表里经取穴)、五输取穴法。按症选穴是指对某些疾病的症状和表现,形成其经验选穴方法。如大凡风证,程莘农多取风池穴,风池穴既疏散外风,又平息内风,内外兼治;气虚则麻,血虚则木,上肢麻木取外关穴、后溪穴,下肢麻木取中渎穴、悬钟穴;尿中出现红细胞常取血海,尿中出现白细胞常取大椎、足三里;尿中出现蛋白常取阴陵泉穴、三阴交穴。如程莘农治疗中风后遗症弛缓性软瘫属虚证者,先取百会穴、大椎穴、大杼穴、肩髃穴、曲池穴、合谷穴,以振奋阳气、疏通经络;伴有上肢下垂、瘘疢无力、不能上举则加天宗穴、肩髎穴、臑俞穴;下肢软弱无力,手足无力加后溪穴、申脉穴;有足内翻或足外翻者,加照海穴、申脉穴,足内翻者常泻照海穴、补申脉穴,足外翻者常泻申脉穴、补照海穴。

由于针灸科研工作的复杂性,尚有许多问题无明确定论,有些仍然存在争议。因此程莘农常说道:"针灸神奇,却并非万能,'万病一针'的观点是错误的。"他认为针灸治病是通过自身调节完成的。由于人体的自身调节能力是有限的,因此针灸不能包治百病,低估和夸大针灸的治疗作用都是不切实际的。针灸医师要本着对患者高度负责的态度,掌握针灸疗法的适应证,应该注意以下几方面。

1. 观整体未病先刺

治未病是《黄帝内经》的基本思想之一。《黄帝内经》认为五脏之间的疾病传变主要表现为"以胜相传",即"五脏有病,各传其所胜"(《黄帝内经素问·玉机真脏论》)。《难经》进而指出:"见肝之病,知肝传脾,当先实脾。"提示医生在临床治疗中如见肝病时,则应同时考虑它会影响到脾,并不失时机地以实脾的方法来治本病,防止其传变,从而更有利于机体恢复健康。如肝旺者,在治肝的同时,取足太阴脾经和足阳明胃经的穴(如三阴交或足三里)以实脾;肺旺者,在治肺时,可同时取足厥阴肝经和足少阳胆经的穴(如期门或阳陵泉)以扶益肝木,防止金乘。

2. 择治法因人制宜

因人制宜是中医学治疗疾病的重要原则之一。它要求医生在诊治过程中,必须擅长识别患者的不同情况。一种疾病,有的症状相同,病因病机也相同,但是由于患者年龄、体质、性别不同,治疗上也不一定相同,程莘农对瘦人、妇女、老年人多偏用轻浅手法;对儿童则轻刺不留针;对壮实者则相应手法偏重。此外,程莘农还注重患者的心理状况,对于怕针者,或者初次来针者,手法尤需轻巧,进针要浅,取穴宜少,切忌鲁莽从事,否则患者产生恐惧心理,势必影响治疗。

因病而异,亦是针灸治疗的原则之一。程莘农治疗风寒湿痹病多针、灸并用。治面瘫患者,患侧用灸,健侧用针;治面肌痉挛患者,患侧用针补之,健侧用针泻之;治腹部疼痛患者,先针远端穴,待疼痛缓解后,再针局部穴;治急性腰扭伤患者,则"以痛为俞",取痛点一针,留针 10~20 分钟,行针 2~3 次后出针。

3. 究配伍据证守方

针灸治疗的取穴多少,历来并无定论。《医学入门》认为:"有病一针为率,多则四针,满身针者可恶"。程莘农认为取穴要以证为凭,以精为准,以适为度,以效为据,不以多少为限。在临床可见其取穴有少至一二穴者,亦有多达十五至二十穴者。程氏用针主穴通常为三五穴,如中风常百会穴、合谷穴、太冲穴;偏瘫时上肢用肩髃穴、曲池穴,下肢用环跳穴、阳陵泉穴;面瘫用颊车穴、地仓穴等,其余穴多系配穴。

程莘农常说:"辨证益精,治疗益专,应坚持守法守方治疗,不宜轻易变更。因为治疗疾病是由量变到质变的过程,慢性疾病需要坚守原方治疗较长时间才能获效。如不能坚持守法守方治疗,疗效则无从谈起。"如某患儿是早产儿,出生 5 个月后其父渐觉其与正常小儿有异,被诊断为"缺钙",但是经过半年的治疗仍未见明显的疗效;1 岁时,医院诊断其为"脑偏瘫",1 岁零 2 个月才开始出牙。来诊时此患儿不会言语,双眼常常出现凝视,全身偏瘫,四肢拘紧,不能站立,大人扶持迈步呈"剪刀步",不会咀嚼,吃流质食物,夜间常吵闹,大便成形,小便自调,舌淡红苔薄白,指纹淡红。辨证为肝肾两亏,气血两虚。此症状需要补养肝肾,调补气血,益脑开窍。其处方为百会穴、肝俞穴、肾俞穴、关元穴、太溪穴、四神聪穴、廉泉穴、天泉穴、风池穴、大椎穴、内关穴、合谷穴、太冲穴、足三里穴、阳陵泉穴、悬钟穴、三阴交穴。在治疗过程中用补法,进针得气后即出针。因为患儿是早产儿,先天禀赋不足,肝肾亏虚,加之后天调养失当,遂至行迟、立迟、语迟等。因肝主筋、肾主骨、脾主肌肉,肝肾虚则筋骨乏养,脾虚则不能化精以充养肌肉;四肢百骸失其濡养则全身软弱无力,生长受阻,日久肌肉张力减退,骨软不堪持重。故取肝俞穴、肾俞穴、关元穴、太溪穴补养肝肾、益元固本,为主穴;取三阴交穴、足三里穴以健脾胃,意在扶持后天之本;四神聪穴、大椎穴有益髓健脑之功,配廉泉穴治语迟,配风池穴开窍益聪,配天泉穴、内关穴、合谷穴等可通经活络,调和气血。本证虽然取穴较多,但是配伍精当,主次有序。治疗4个月后,患儿病情明显好转,两眼已经活动自如,四肢拘紧状态缓和,在父母帮助下已能站立行走数步,但是仍呈"剪刀步",饮食增多,已能进食软饭等。续守上方,日针一次,再治疗4个月,患儿可自行走路,余症基本消失。此案主要抓住肝肾不足的主要病机,其余配穴皆据此证而定。治疗先后长达8个月,最终获得满意疗效。这也体现了程莘农"辨证益精,治疗益专,应坚持守法守方治疗,不宜轻易变更"的治疗原则。

4. 经取穴以症为凭

针灸临床取穴的多少亦应以证为凭,以精为准,以适为度,以效为信,取穴多少,当以大、小、缓、急、奇、偶、复为原则,不能胶柱鼓瑟,故临床取穴时,少则一二穴,多达十几、二十穴。程莘农主张,中医辨证,西医辨病,临床上应该病证相参。如胸痹(冠心病)取内关穴、膻中穴,振奋心阳,宣畅气机;癫狂(精神分裂症)取大陵穴、神门穴、内关穴、百会穴、四神聪穴,安心宁神,开窍益智;癫证刺宜平补平泻法,狂证刺宜泻法;胃脘痛(急、慢性胃炎,胃溃疡、十二指肠溃疡、胃神经官能症)取中脘穴、内关穴、足三里穴,宽胸降逆,和胃止痛;单腹胀取气海穴、公孙穴、足三里穴,健脾理气,散痞消胀;消渴(如糖尿病)取然谷穴、肾俞穴、三阴交穴,益肾以生津;泄泻(急、慢性腹泻,消化不良性腹泻)取天枢穴、中脘穴、足三里穴,振奋脾阳,健运止泻,泄泻治疗宜针、灸并用;疝气取关元穴、足五里穴、曲泉穴、太冲穴,疏肝理气止痛;痿证(急性脊髓炎、进行性肌萎缩、重症肌无力)以取手、足阳明经腧穴为主,配筋会阳陵泉穴、髓会悬钟穴,通调经气,补养气血,濡润筋骨。若疾病疗程较长,可同时配合皮肤针辅助治疗。上肢痿症沿手阳明大肠经、手太阴肺经轻打叩刺,下肢痿证沿足阳明胃经、足太阴脾经轻打叩刺;癔病性瘫疾取足跟赤白肉际足心部,刺法透向涌泉,可收立竿见影之效;流感、猩红热、肺结核取大椎,大椎为诸阳之会,可增强机体免疫功能,为临床常用穴位。

以症取穴,即审症选穴,是程莘农临床诊治经验的结晶。他指出,只要症穴相宜,治疗常获良效。他在临床上总结了许多据症取穴的经验。如"一窍开,百窍开,窍闭不开取百会",百会穴为手足三阳经,督脉之会,升清举陷,醒脑开窍,百会穴刺法宜轻浅;"大凡风症取风池",风池穴系手足三阳经,阳维之会,既疏散外风,又平息内风,此穴内外兼治;"迎风流泪,目闭不利取睛明",睛明穴为手足太阳经,足阳明胃经,阴跷脉、阳跷脉之会,祛风司目之启闭;"头目昏胀取攒竹",攒竹穴能够清利头目,其刺法似蜻蜓点水;"喉痹暴喑取天鼎",天鼎穴位于结喉旁;"口苦取阳陵泉;口臭取大陵";"痰中带血取尺泽";"小儿弄舌取手三里";"经络闭阻,不通而痛,上肢疼痛取合谷、外关"。合谷穴为手阳明大肠经原穴,外关穴为手少阳三焦经络穴,原络穴相配治疗上肢疼痛;"下肢疼痛取昆仑、悬钟",昆仑穴为足太阳膀胱经经穴,悬钟穴为足三阳之大络,髓之会穴,经会穴相配治疗下肢疼痛;"周身疼痛取曲池、大包",曲池穴为手阳明大肠经合穴,大包穴为脾之大络,阳明、太阴为气血生化之源,营养周身通灌四旁;"镇痛诸穴,刺宜泻法",并于留针过程中行针 1~2 次,多有针起痛止之功;"筋脉失其气血濡润则挛急,四肢拘挛取尺泽、曲泉、阳陵泉"。三穴分别为手太阴肺经、足厥阴肝经、足少阳胆经的合穴。肺

朝百脉,肝主筋而藏血,胆为中正之官,以缓急。三穴相配,如矢中的;
"手足震颤取手三里、足三里",阳明者水谷之海也,滋水涵木,息风止
颤;"足背厥冷则取厉兑",足阳明胃经井穴,温煦足胫;"足跟疼痛取
大钟",足少阴肾经络穴,通经止痛;"皮肤瘙痒取曲池、血海",清热凉
血,祛风止痒;"人之所有者,血与气耳,合谷调气,太冲和血,调和气
血取合谷、太冲";"足三里补气,三阴交益血,补益气血取足三里、三
阴交";"脾约便秘取大横",大横为足太阴脾经、阴维脉之会;"阳虚自
汗取内关、足三里以益气固表,阴虚盗汗取内关、复溜以敛阴止汗";
"气虚则麻,血虚则木,指趾麻木系中风先兆,上肢麻木取外关、后溪,
下肢麻木取中渎、悬钟";"尿检化验出现红细胞取血海,出现白细胞
取大椎、足三里,出现蛋白取阴陵泉、三阴交"。

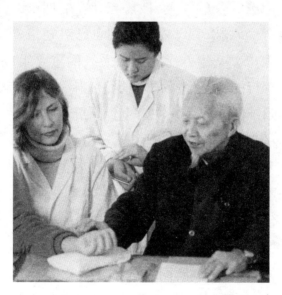

1997 年,程莘农给中外学生示教诊脉方法

5. 通调气机刺四关

《黄帝内经素问·调经论》说:"人之所有者,血与气耳。"所以人体
生理活动离不开气血,在突发病变时,也不出乎气血。针灸治病的主
要机制就是通过经脉穴位来调节人体的气血。在气与血的关系中,气

居于主导地位,气为血之帅,血随之而运行。所以在一定程度上,舒畅血气的关键在于通调气机。许多阴阳亏虚性疾病常伴有气机不畅的因素,例如中风偏瘫、肢体麻痹、痿症、痹证等多兼有气滞、气郁。因此在辨证论治时,常用太冲穴、合谷穴通调气机。此二穴分别为足厥阴肝经和手阳明大肠经的原穴。原穴与三焦有密切的联系,而三焦为原气之别使,它导源于肾间动气,输布于全身,和调内外,宣通上下,维系着整个人体的气化功能。可见原穴在调整人体气机方面有着独特的功效。太冲穴、合谷穴合称四关,《针灸大成》指出:"六脏有十二原,出于四关。"可见调理脏腑气机的重要腧穴是四关。程莘农多年临床体会,针刺四关确有促进气血畅通、缩短疗程、提高疗效的作用。

此外,程莘农还特别重视探究奇经八脉的内涵、特性和奇经施治的辨证特点。中医针灸的深奥、神秘与其经络理论的高度抽象是分不开的。面对奇经八脉,程莘农试图用自己对经络学说的理解来打开这扇神秘的窗户。奇经八脉是经络系统的重要组成部分,是与正经不同而别道奇行的八条经脉,即督脉、任脉、冲脉、带脉、阳跷脉、阴跷脉、阴维脉、阳维脉。程莘农在对奇经八脉的研究上努力把握住奇经八脉与正经的四个不同与三个联系。四个不同,即命名与正经不同,"阴阳""表里""脏腑"的关系与正经不同,循行与正经不同,腧穴分布与正经不同。三个联系,即奇经各脉间的联系,奇经与十二正经的联系,奇经与元气、卫气、营气的联系。通过多年的研究和中医针灸临证,程莘农认为,奇经八脉在命名、循行与阴阳、表里、脏腑的关系等方面有异于十二正经,同时奇经八脉经脉之间、奇经与十二正经之间相互交通,加强了各脉之间的广泛联系,奇经八脉还与元气、营气、卫气的循行密切相关。程莘农对奇经八脉内涵和特性的研究,为科研部门论证经络的客观存在和其深奥的医学价值,提供了完整的方向性材料。

奇经辨证是中医学辨证方法之一,但对此进行系统论述者并不多见,完整的奇经辨证施治理论仍属空缺。程莘农深刻认识到,研究奇经八脉和辨证施治规律对中医的科学发展有着重要的现实意义。在对奇经辨证的研究上，程莘农要求针灸医生在临证治疗上要打牢辨证施治的理论基础并将其作为一种思维方式，在方法论上主要解决好督脉、任脉、冲脉、带脉、维脉、跷脉等病的辨证针灸施治，分清奇经中"实证"与"虚证"的区别与联系。程莘农把重点放在对这六类奇经病证的系统归纳和综合分析上，强调用经络学说指导临床治疗，在针灸临床实践中尤其注重奇经施治的辨证特质。他将自己1986年至1987年9月以前诊治的293例门诊病例进行分析，充分运用"实证"和"虚证"的概念指导奇经施治，在病理上分清伯仲。论及督脉病辨证及针灸治疗的"实证"部分，程莘农将病理类型分为"外邪侵袭""经气逆乱""气郁痰结"三类；在"虚证"部分，将病理类型分为"督脉阳虚""阴虚火旺"两类。对其他类型的奇经病证，程莘农也进行了详尽的"实证""虚证"的研究和分类。在谈及跷脉病辨证及针灸施治上的"虚证"部分时，程莘农认为，跷脉虚证多由素体虚弱或病体虚而致阴阳失调或跷脉失养导致，表现为阴阳失调的临床病候，在症状上显露出寤寐失调，目闭嗜卧，兼有神倦懒言，畏寒肢冷；或见不寐，狂奔，面红目赤，烦躁不安；或见癫痫僵仆、羊鸣。证候分析可以看到阴跷脉、阳跷脉会于睛明，主眼睑开合。若阴虚阳盛，或阳虚阴盛，导致阴阳失调，则寤寐失调。

在针灸施治上，调整阴阳为治疗大法。运用补泻方法，阴跷脉以阴为体，可以结合阳跷脉为用，故阳虚阴盛以补阳泻阴，阴虚阳盛以补阴泻阳。程莘农常以照海透申脉治疗失眠，以平衡跷脉阴阳，效果显著。

辨证施治是程莘农学术思想的核心。他十分重视用中医理论指导临床实践，注重经络辨证；对病因辨证、脏腑辨证、卫气营血辨证和三焦辨证等亦不摒弃，做到理、法、方、穴、术丝丝入扣，为提高针灸疗效作出了有益的贡献。

六、三才针法,得气为上

程莘农认为,医生的临床工作要以患者为本,不仅重视疾病,更要关心患者。在患者体位的选择、针具的选择、进针方法、针刺深浅等方面,既要确保疗效,又要注意患者能否接受,尤其是初次进行针灸治疗的人。进针手法关系到针灸的治疗效果,运针的指力,对疗效有直接影响。要有《黄帝内经》中所说的"手如握虎"之力,方能"伏如横弩,起如发机",进针时指力和腕力必须配合好,悬指、悬腕、悬肘,切循经络,针随手入。运针讲究指实腕虚,专心致志,气随人意,方能使针达病所,气血调和,正胜邪去。

在长期的医疗教学实践中,程莘农结合古人经验,总结出了一种易学、易教,患者痛苦小的针法,取名为"三才针法",取意天、地、人三才。进针轻巧而迅速,由浅入深,逐层深入,得气迅速,疗效显著。"三才法"源于《针灸大全·金针赋》:"且夫下针之先,须爪按,重而切之,次令咳嗽一声,随咳下针。凡补者呼气,初针刺至皮内,乃曰天才;少停进针,刺入肉内,是曰人才。又停进针,刺至筋骨之间,名曰地才。此为极处,就当补之。再停良久,即须退针,复至于人,待气沉紧,倒针朝病。进退往来,飞经走气,尽在其中矣。凡泻者吸气,初针至天,少停进针,直至于地,得气泻之。再停良久,即须退针,复至于人,待气沉紧,倒针朝病,法同前矣。"古时有"青龙摆尾""白虎摇头""苍龟探穴""赤凤迎源"等特殊手法,程莘农认为,由于这些手法很难理解,不易操作和体验,现在已很少应用。

"程氏三才针法"包括指实腕虚运针法、三才进针法、震颤催气法和飞旋补泻法,看似一个动作,实为四步连贯操作,一气呵成,快速有效,这也成就了程莘农在临床上"快针"的美名。三才,取意天、人、地

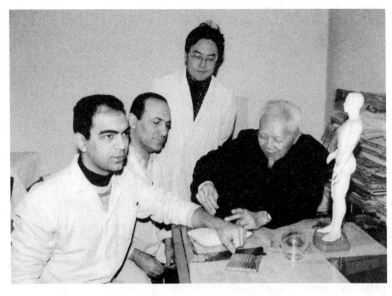

1997年,程莘农在临床带教,让学生体会"得气"

三才,即是浅、中、深,进针时分皮肤、浅部和深部三个层次操作,先针1~2分深,通过皮肤的浅部,为天才,再刺5~6分深,到达肌肉为人才,三刺3~4分深,进入筋肉之间为地才,然后稍向外提,使针柄与皮肤之间留有一定间距。如此进针,轻巧、迅速、简捷,由浅入深,逐层深入,得气迅速,一则减少患者的疼痛,二则可以调理引导气机之升降,为实施其他各种补泻手法打好基础,同时使初学者便于掌握应用,深受患者和学生好评。这一刺法吸取了中国传统针法与管针进针法的长处,动作揉和一起,得气(感觉)极为迅速而效果良好,具有快速无痛、沉稳准确的优点。

这种按穴位分层进行针刺的方法,是在《黄帝内经灵枢》"三刺法"基础上提出的。《黄帝内经灵枢·官针》载:"所谓三刺则谷气出者,先浅刺绝皮,以出阳邪;再刺则阴邪出者,少益深,绝皮致肌肉,未入分肉间也;已入分肉之间,则谷气出。"故《刺法》曰:"始刺浅之,以逐邪气,而来血气;后刺深之,以致阴气之邪,最后刺极深之,以下谷气。此之谓也。"《黄帝内经灵枢·终始》载:"故一刺则阳邪出,再刺则阴邪出,三刺则谷气至,谷气至而止。所谓谷气至者,已补而实,已泻而虚,故以知谷气至也。"说明在针刺过程中应分三步操作,"一刺"通过皮肤为腧穴浅层;"再刺"到达肌肉为腧穴中层;"三刺"进针至分肉之间,分肉即肌肉间隙的深层组织,为腧穴深层。如此分层操作则可祛除邪气、扶助正气、调和阴阳营卫,使针刺取得应有的感应,即"谷气至"。程莘农指出,三才针法之"快"主要体现在第一阶段,即快速刺透皮肤,因皮肤层神经末梢十分丰富,进针太慢则容易造成较长时间的疼痛,患者不易接受,所以进针透过皮肤时要用较快的动作。之后轻徐而入进入肌层,体会针感,稍有阻碍为针至血管或肌腱,提针至皮下,改变针尖方向或角度进针至有针感。这样患者就少有痛苦及血肿形成,唯有酸、胀、麻、困之得气的舒适感。

施针者采用指实腕虚运针法持针、运针,采用"三才针法"针至穴位的相应部位,同时施以辅助行气催气手法,然而循、按、刮、飞等法十分繁琐,故常用震颤法,即手持针,做小幅度较快速的提插捻转略加震颤。

程莘农的"三才针法"是对传统三才进针法的改进和简化,使针刺的时候更容易得气,补充了古人对于进针手法的不足。首提腕力要虚,拿针时手指用力,手腕不用力,便于灵活施针,提出了极具特色的"指实腕虚运针法",并成为"程氏三才针法"的动作基础。

"程氏三才针法",以"得气"为上。"得气"是针灸时进针后使针刺部位产生经气感应的手法,现代称为"针感"。"得气"一词,最早见于《黄帝内经素问·离合真邪论》,此篇云:"吸则内针,无令气忤。静以久留,无令邪布。吸则转针,以得气为故。候呼引针,呼尽乃去,大气皆出,故命曰泻。"此段文字不仅提出了"得气"的概念,并且指出了"得气"是针刺的目的:以得气为故。此篇还将"得气"称为"气至",云:"呼尽内针,静以久留,以气至为故,如待所贵,不知日暮。"宋代针灸名医窦汉卿《针经指南·标幽赋》,对得气时医生手下的感觉做了形象的描述:"气之至也,若鱼吞钩饵之浮沉;气未至也,似闭处幽堂之深邃。"针刺若得气,则针下感觉滞涩而沉紧,就像在钓鱼时鱼吞钓饵的感觉;而如未得气,则针下的感觉,就像在一个安静、空荡的房子里一样,什么异样的感觉都没有。程莘农不仅指出针刺得气时医生手下会有感觉,还指出了得气时患者亦有感觉。《黄帝内经素问·诊要经终论篇第十六》云:"秋刺皮肤,循理,上下同法,神变而止。"这句话,指出了针刺时,要达到神变而止的目的。这里的"神变",即指患者对针刺有了感觉,神情都为之一变。就像现在,当针刺得气的时候,患者往往会惊呼"哎呀,麻了,还顺着走呢"。程莘农认为,针刺得气时,医生针下会有滞涩而沉紧的感觉,就好像穴位下面有东西在拖扯,同时,患者也会有酸、麻、胀、痛的感觉。在对针刺比较敏感的人身上,不仅会在接受针刺的穴位局部出现酸、麻、胀、痛的感觉,这种感觉还会顺着经脉的走向传导。所以,也有人称得气为"循经传感"。如未得气,则医生感觉针下空空如也,什么信息也感觉不到,患者除了可能出现的疼痛感觉以外,也同样没有什么感觉。

程莘农认为,针刺欲取得效果,首先必须得气。进针的最终目的是寻求针下得气,在运用手法的同时,更要注意针下得气,气至才能生效。得气的含义有二:其一是对病者而言,就是当毫针刺入穴位一定深度后,患者在针刺局部产生酸、麻、胀、重感,有时还循经扩散,也有按神经传导出现触电样的感觉;其二是对术者而言,针刺后施术者常常感到针下沉紧。一般来说,针感出现迅速,容易传导的疗效就较好,反之则疗效较差。需要说明的是,得气时沉涩紧的感觉要与因手法不当引起疼痛而造成局部肌肉痉挛或滞针严格区别开。针感以直接刺激的感觉为主,所以有时有针感不一定是得气,此时可停针待气,若为了单纯追求针感而反复提插,结果虽然有某种"针感",但却可能打乱气机的正常运行,疗效往往不佳。另外,医生若不细心体察针下情况,而以追问患者的感觉为主,这样,就会心中无底,疗效很难保证。

若针刺后未能得气,程莘农常采用候气的方法催气,或暂时留针,或再予轻微的提插捻转,程莘农认为循、按、刮、飞等法繁琐,故常用震颤法,即手持针,做小幅度较快速的提插略加震颤,即进针至天、人、地部后,手不离针,施以快速震颤手法,针体可直立,亦可顺经或逆经,以明补泻,或催气速达病所,这种方法叫"震颤催气法",它可使一次得气率达到80%以上。得气后,如需要进一步施以补泻手法,则手指在离开针柄的一瞬间,施以飞旋动作,拇指向前为补,拇指向后为泻,称为"飞旋补泻法"。

对于有些患者,不应单独强力行针寻找得气,可采用温和灸,或另配穴以引导经气。做捻转手法时,要做到捻转的角度大小可以灵活掌握,来去的角度力求一致,速度快慢均匀,在捻转中也可配合提插;做提插手法时,要做到提插幅度上下一致,频率快慢一致,同时也可以配合捻转,这样才能得心应手,运用自如。

《备急千金要方》曰:"凡用针之法,以补泻为先。"程莘农认为针刺得气后,依据病性及患者体质,施以适当的补泻手法,亦是针刺取效的重中之重。对于气血虚弱、身体羸弱诸虚病证,施用补法,以鼓舞人体正气,使某种器官低下的机能恢复旺盛;而对于高热疼痛、邪气亢盛诸实病证,则用泻法,以使某种器官亢进的机能恢复正常。程莘农常用的补泻手法有捻转补泻法、提插补泻法、平补平泻法。他指出捻针时要有方寸,捻转一圆周为强刺激(泻法),捻转半圆周为中刺激(平补平泻),捻转不到半圆周为弱刺激(补法);提插时要有深浅,提插1cm以上者为强刺激(泻法),0.5cm左右者为中刺激(平补平泻法),0.2cm以下者为弱刺激(补法)。捻转、提插法可以单用,亦可联合使用。程莘农还指出针刺补泻的运用,还要结合腧穴的主治性能。例如针刺足三里、气海、关元、肾俞等穴,可促进人体机能旺盛,即为补;而针刺十宣、中极、委中、曲泽等穴,退热祛邪,即为泻,所以针刺时正确地选用腧穴,也是实现补泻的一个重要方面。他认为针刺补泻作用的效果,与机体的机能状况有着密切的关系。某些体质虚弱的患者,医生虽经多次行针引导经气,针下仍感虚滑,这种情况往往疗效缓慢。凡正气未衰,针刺易于得气者,收效较快;如果正气已衰,针刺不易得气者,则收效较慢。

　　现在很多针灸者，不明留针、行针与得气的关系，多认为行针之目的乃为得气，而留针，则是得气后将针留于穴位之内，以加强治疗效果。如详细分析《黄帝内经》原文，则会发现《黄帝内经》中的留针与得气之关系，留针是为得气，而得气之后，就要按补泻治疗目的的不同，采取不同的方式处置。《黄帝内经素问·离合真邪论》记载："呼尽内针，静以久留，以气至为故，如待所贵，不知日暮。其气以至，适而自护，候吸引针，气不得出，各在其处，推阖其门，令神气存，大气留止，故命曰补。"《黄帝内经灵枢·九针十二原》记载："刺之而气不至，无问其数；刺之而气至，乃去之，勿复针。"也就是说，如果未得气，我们可采取多次针刺、手法行针，以达到加强刺激，使经气得至之。程莘农临床中经常在针刺达到得气的目的之后，就起针，不再继续进行针刺。

　　程莘农根据自己多年的临证经验，认为影响针灸得气的因素与医生水平有关，针灸医生要熟练地掌握针灸知识，得气靠练习，靠临床经验，针刺时的选穴是否精确，针刺手法是否娴熟、运用是否恰当也很重要。尤其要在针刺的时候，正确辨证论治、据证选穴、熟练针刺，行针才能有得气的感觉。另外，医生本人要有浩然正气，有一颗誓愿普救含灵之苦的善心，如此，施针之时静心操作才能够快速的得气，而唯有如此，毫针针刺才能取效于顷刻。

　　说到"程氏三才针法"，程莘农总是神采飞扬："我捏着针，别人根本拔不走，只要三下就能'得气'。针灸的手法有上百种，这种三下得气的方法，叫三才法，是三才的另一种通俗释义。"程莘农对元朝传下来的针灸手法潜心研究后进行改进，独创了"程氏三才针法"。正是运用程氏针法，程莘农扎一针只需一两秒钟，一个患者若需要扎十针、八针，他不到一分钟就可全部完成，要点是进针快、穴位准、见效快。集几十年经验潜心研究而成的针法，简单易行，轻巧利索，气至速达，出神入化。

"疼是可以避免的，但酸麻胀痛是必要的，这叫得气。一般来讲，得气越明显效果越好，但在临床上也不尽然。"

"听说您还能很好地控制这种得气的感觉，你叫它上去，它就上去，你叫它的下来，它就下来？"

"对呀，中医不是讲求顺补逆泻嘛！用腕力不是指力。"程莘农持针强调"手如握虎，伏如横弓"，运针讲究的是指实腕虚，气随人意。到如今程莘农仍能上下翻飞地示范运腕功夫。

在程莘农质朴的语言中，我们看到了一个针灸大家对于中医事业的无限热忱。受益于程莘农三才针法的患者，俯首皆是，不胜枚举。

程莘农运用自己独特的针法为不计其数的患者解除了病痛，人们对程莘农有说不完的感激，程莘农的高超医术也得到了业界的一致肯定。程莘农实事求是的医风与医术不断得到印证，其独有的针法也使得登门求诊的患者络绎不绝。人们相信程莘农，是因为他的大医精诚，看重他踏实的手法。程莘农虽然取得了骄人的成绩，但是他依旧保持着自己的态度与原则，对于临床诊断更是坚持一丝不苟。

第七章

培训教育　针灸传扬

一、针灸培训,开拓国际

针灸是一门古老而神奇的科学,是中华民族医学宝库的瑰宝,传承和保护这一瑰宝的最好方式就是大力推动针灸医学教育,大力推动针灸医学走向世界。作为针灸医学的拓荒者和先行者,程莘农深觉任务艰巨,对中医事业的偏爱和执着鼓励他把针灸医学推广作为自己的重任。

教书育人,传扬针灸是程莘农毕生为之奋斗的事业。程莘农说:"针灸是一门科学,一门深奥的科学。我的任务不仅是用这小小的银针为患者祛病,更重要的是研究这门科学,培养大批继承和发扬中医针灸这一瑰宝的学科型人才"。

在 1971 年 7 月 26 日(理查德·米尔豪斯·尼克松访华前),美国记者赖斯顿在《纽约时报》发表了北京亲身经历针灸治疗的纪实文章,引发了美国公众对针灸的兴趣。另外美国《生活》画报于 8 月 13 日发表了题为《一个扎人的万能疗法叫针灸》的文章,以图文的形式大篇幅地介绍了针灸,此后,中国针灸引起了全世界的关注。为满足针灸国际教学和交流的需要,程莘农等一大批有识之士非常重视针灸的对外交流和培训工作,并在国内多次开展了专题讨论和经验交流。1974 年 8 月 2 日由卫生部、外交部、对外经济贸易部联合报请国务院批准,在北京、上海、南京分别举办"外国医生针灸学习班"。1975 年 4 月,根据卫生部、外交部、对外经济贸易部要求并经国务院批准,受世界卫生组织委托,由中国中医研究院举办的"第一届国际针灸学习班"正式开班,并招收第一批外国学员。程莘农因为有着丰富的临床与教学经验而被调入刚成立不久的北京国际针灸学习班从事对外教学工作,任针灸教学研究室主任,并兼任国际学习针灸班副主任等职务,成为最早参与组建国际针灸学习班的教师之一。从此,他又在这片新的土地上开始辛勤耕耘,举办了若干期培训。

1979 年 3 月,卫生部、外交部再次报请国务院批准,将三个国际针灸学习班分别改名为"北京国际针灸培训中心""上海国际针灸培训中心""南京国际针灸培训中心",扩大对外交流。通过举办针灸学习班,接受其他国家的医生,实现多边援助,促进了中医药文化的传播和交流。

程莘农身为培训中心主任,在针灸的教学和培训工作中,既要组织管理、研究带教、编写教材,又要亲自培训授课、参与临床实习带教,将中医基础理论和针灸临床实践结合,用原汁原味的中国文化教外国人,使外国学员在言传身教中体会中医针灸的博大精深。

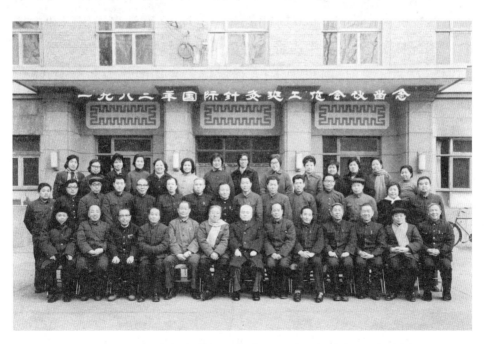

1982 年,程莘农参加国际针灸班工作会议(前排左一)

尽管身兼数职，四处奔波，但程莘农仍把主要精力放在做好国际学员的培训上。学员们高涨的学习热情和对中医针灸的热爱，是程莘农精心施教的动力源泉。三十多年过去了，提起当年，程莘农对许多留学生依然记忆犹新。给他留下最深印象的是一位苏联学生——萨莎·卡强。

苏联9名针灸医师来培训中心参加学习，其中有一位叫萨莎·卡强的小伙子，不但勤奋好学，细心钻研，而且还知道按照中国的规矩来去都向老师汇报一下，深得程莘农的青睐。他对这名学员格外关心，热情施教，倾心带教，很快与他建立了亲密的师生关系。功夫不负有心人，一年后，萨莎·卡强不但掌握了针灸理论，而且提高了针灸医术。他回国后，积极宣传、推广针灸治疗，在临床工作中也取得了很好的成绩，受到当地政府和民众的认可和赞扬，先后担任了俄罗斯彼得堡针灸协会会长、俄罗斯针灸学会会长，在欧洲多次组织和主持欧洲国际针灸会议，为中医针灸在欧洲的传播作出了重要贡献。直到程莘农去世之前，仍和萨莎·卡强保持着密切的往来和交流，每年都寄贺年卡，成为忘年之交。像萨莎·卡强这样，曾经受到过程莘农言传身教的学生还有许许多多，这些学生在程莘农耐心细致的教导下取得了杰出成果，成为程莘农的得意门生，为其国家的针灸事业作出贡献。

几十年来，程莘农乐此不疲，一心忙于科研、医疗、教学和交流工作中，兢兢业业、默默奉献，付出了艰辛的劳动，培养了一批又一批中医针灸人才，见证了针灸发展、针灸传扬的整个过程。

在程莘农92岁华诞之时，母校南京中医药大学的贺词中有这样一段话："国医大师程莘农院士是近百年来我国针灸学界的标志性人物之一，是新中国针灸教学、科研和国际培训事业的先行者。他不仅亲自为数以万计的患者解除了病痛，更为重要的是为推动我国传统针灸仁术的普及化、现代化、国际化，作出了一系列开拓性的贡献。"这是对程莘农毕生致力于中医针灸事业的充分肯定和最好褒奖。

二、细小银针,国际舞台

20世纪90年代,针灸在国际上的影响力迅速提升,这也是程莘农在国际舞台最活跃的10年。凡是对针灸发展有利的事,程莘农都尽力去做,心中只有一个信念——走出国门,传扬针灸。

他奔走于国内外,或是讲学,或是考察,或是开会,或是应特别邀请出诊,他的足迹遍布美国、法国、英国、意大利、德国、日本、菲律宾等数十个国家。所到之处,便是他传扬针灸的舞台。程莘农讲起针灸来口若悬河,滔滔不绝,他凭借着深厚的学术功底和渊博的知识,随时都能引经据典,驳斥谬论,旁征博引,讲解针经。

一次,一位来访的外国友人提出了一个比较敏感的问题,接待他的是一位年轻教师,由于缺乏经验,没有正面回答这个问题。程莘农听说后,马上对弟子们发脾气道:"你们太胆小了,学术问题也是要斗争的嘛!想当年我们在日内瓦召开针灸穴位名称的标准化会议时,许多东西都是与外国学者争论得来的"。

说起1989年在日内瓦举行的针灸穴位名称标准化会议,许多针灸专家都记忆犹新。那是中国学者为中医针灸争得名誉的会议。

其实,早在会议召开之前,围绕针灸穴位标准化名称已经经过多次会议论证了。1982年,世界卫生组织亚太西区组成了一个工作小组研究针灸经穴名称的国际标准化问题。该工作小组成立后于1982年12月14—20日在菲律宾的马尼拉召开会议,在制定标准化方案的同时,针对外国学者提出的针灸穴名宜用英文而不宜用中文的论调,程莘农、王德琛等人坚决反对。他们认为,针灸的根在中国,针灸最早传入朝鲜,又经朝鲜传入日本,然后才逐渐向世界其他地方传播开来,多少年来,外国人都是根据中国的穴位名称来医治的,中国的每一个穴位名称都有着极其深刻的内涵,用英文不能准确表达词义,因此穴位名称必须用中文(包括汉语拼音和汉字)。经过认真讨论,大会接受了中国学者的意见。工作组提出,国际标准化的针灸穴位名称应该包括三个基本要素,即穴位国际代码、汉语拼音和汉字。中国学者提出的针灸穴位名称标准化方案基本被世界卫生组织接受,这也成为针灸走向世界具有历史意义的事情。

20世纪90年代,程莘农访问法国时,进行了一次精彩的演讲。在聚集了200多人的大厅里,程莘农对脉诊从理论的阐述到实践的验证,让在场的听众无不喝彩,无不惊叹针灸的神奇。现在,中医针灸已在国际上得到认可,在183个国家和地区使用,如在美国已有40多个州承认了针灸的合法地位。世界卫生组织等机构每年都委托中国北京针灸国际培训中心定向培训外国针灸医生。

在程莘农承担针灸研究教学的几十年中,多次应邀到日本、印度、菲律宾、法国、意大利、西班牙、南斯拉夫、瑞士、巴西、美国、英国、挪威等国家的几十个城市进行针灸讲学,出席国际针灸医疗学术交流会议,不仅有力拓展了中医针灸科学在世界上的传播范围,同时也使程莘农高超的针灸技术名扬四海,不少国外针灸科研、教学机构多次向程莘农发出任职邀请。虽然再三婉拒和谢绝,程莘农还是被邀请兼任了加拿大传统针灸学院名誉教授、美国中医针灸委员会名誉理事、墨西哥城针灸学会常务理事、南斯拉夫针灸学会名誉主席、挪威针灸学校名誉校长等职务,鉴于程莘农对针灸国

全国中医学术会议

简　报

第11期

会议秘书处　　　　　　　　1979年5月23日

针灸学会宣告成立

五月二十二日下午,进行了针灸学会选举,计选出针灸学会委员六十六名。二十三日上午,针灸学会委员会举行了第一次全体会议,推选主任委员、副主任委员及常务委员,选举结果如下:

主任委员:鲁之俊

顾　　问:张锡钧　幸肇特

副主任委员:王雪苔　董德懋　程辛农　邱茂良　黄羡明

常务委员:(以下按姓氏笔划为序)

于书庄　任守中　辛育龄　杨甲三　孟昭威

1979年,中国针灸学会成立,程莘农任副主任委员

际传播工作的贡献,于 1994 年 11 月获得了世界卫生组织颁发的感谢状。

正是有了像程莘农这样的专家学者的不懈努力,针灸医学才得以在广阔的国际舞台上显示出不朽的生机,真可谓"细小银针,国际舞台"。

三、呕心沥血,谆谆善诱

程莘农在多年教学生涯中积累了丰富的经验,努力扶掖后学,以满腔的热忱投入到国内外针灸教学工作中,为针灸教育事业作出了巨大的贡献。

在教学中,程莘农总是耐心教诲,谆谆善诱,手把手毫不保留地传授自己的才智、技术和本领。他还特别注意在教书中育人,在育人中他把握三条:一是首重培养医德;二是以务实的精神研究,不尚浮夸;三是为患者全心全意服务。数十年的辛勤耕耘,使其桃李满园尽芬芳,学生遍及国内外各地,他本人被原卫生部授予教授职称,先后担任原卫生部医学科学委员会的委员、国务院学位委员会学科评议组成员、国家科学技术委员会中医组成员、中国中医研究院专家委员会成员、中国针灸学会副会长等主要社会学术团体职务,多次荣获优秀教师称号。程莘农于 1994 年当选为中国工程院院士,兼医药卫生学部常委,成为我国针灸界的第一名院士。

在教学工作中,程莘农很少说教,多数情形下是身教重于言教,"做给你看"。一名外地研究生来针灸所进修学习,也许是认为自己已经"有两下子了",他表现得有点儿飘飘然。程莘农看在眼里,急在心上,如不纠正这个毛病,长期这样下去,是会贻误终生的。于是程莘农来到这名研究生面前,漫不经心地问道:"中医学讲二十八脉,你写给

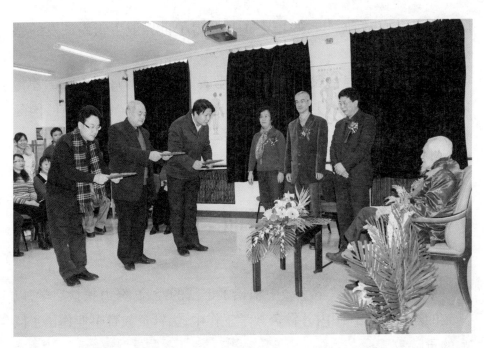

2009年，收徒仪式（徒弟左起王宏才、程红锋、杨金生）

我看看？"该生费了半天劲，总共才写出十七种。程莘农看后不动声色，一口气将二十八脉一字不落的全背了出来，让这名学生大为惊讶，也从中体会到了自己的无知和不足，傲气全无。从此，他一改浮躁的作法，静下心来，刻苦努力，虚心求教。在程莘农的教导和自己的努力下，从理论到医术都有了长足进步，以优异成绩结业，回到单位后，成为当地小有名气的针灸医生。

一名即将毕业的研究生，拿着论文请程莘农修改，可偏偏那一阵子程莘农患了白内障，看东西相当吃力，得凭"听声儿"才能知道是哪位学生来找他。这位研究生见此情景，心里凉了半截，以为这一趟白跑了。"念给我听！"程莘农大声说道。听了程莘农的话，该生迟疑了一下，随后将两万多字的论文从头读到尾，程莘农在一旁全神贯注地听。文章读完了，他的指导也开始了，这儿提法不妥，这儿需要补充，这儿显得啰嗦……逐字逐句，无一遗漏。学生瞪大了眼睛，惊叹不已，深深被老师超强的记忆力和一丝不苟的治学精神所折服。

程莘农非常注重讲课技巧,形象、生动是他讲课的最大特点。听过程莘农讲课的人都说,他的课生动、吸引人,学生最易理解和领会。

讲课中,当讲到补中益气法时,他会把"百会穴"比作"升麻","大椎穴"比作"柴胡","气海穴"比作"黄芪"……让学生轻而易举地明白针灸与中药有异曲同工之妙。讲到持针刺法时,他会用"手如握虎""伏如横弓"形象地比喻用针意境。而著名的"程氏三才针法",在指押、穴点上集巧技刺针、穿皮、进针于一体,要领凸显,便于掌握,教学效果十分显著,深受学生们的欢迎。

程莘农的言行深深地影响着他的学生。弟子们在谈到老师时,也往往是赞不绝口。

2012年在程莘农92岁华诞时,中国中医科学院针灸研究所程莘农院士传承工作室为他印刷了会议文集,很多领导、针灸界名家及他的弟子们都为他写了回忆文章。

弟子杨威在回忆文章中写道:

程老对学生的要求十分严格。在门诊治疗中,凡是初诊患者,必须书写大病历,包括主诉、现病史、既往史、中医的四诊(望、闻、问、切)、诊断、辨证分析、理法方穴及针刺手法等等,缺一不可。复诊患者,要详细记录治疗后的反应,本次治疗取穴或手法的变化等。所有患者资料,都要完整保存,不能遗失。初期,我很不理解,对程老说:"针灸治疗,有必要这么繁琐吗?"程老微微一笑,满怀深情地说:"不要着急,其中奥妙,时间长了你慢慢会明白的。"门诊学习一年后,准备写论文,我突然领悟,程老要求我们完整记录的病历原来是一座取之不尽、用之不竭的宝库呀!我们所有的临床数据、理论分析,都能在这些资料中汲取。通过详细采集患者的病历,不但能帮助书写毕业论文,同时也训练了自己的科研能力,为今后的工作奠定了坚实基础。1989年,我硕士研究生毕业了,受大学同学邀请,到中医古籍出版社编辑部工作。程老知道后,反复做我的工作,希望我回到临床。程老对我说:

"你是从临床来读的研究生,现在掌握了一定的科研、教学能力,最好还是回到临床第一线,把所学的知识和技能运用到针灸临床上。针灸的根基在临床,你在那里更能发挥自己的特长。"在中医古籍出版社工作一段时间后,我听从程老的教诲,回到了原工作单位——北京同仁医院针灸科。回到临床以后,我时刻不忘程老的教诲,在针灸临床工作中兢兢业业,一点一滴地总结经验。经过二十余年的不懈努力,在针灸治疗眼部疾病和鼻部疾病方面取得了小小的成绩。我庆幸当时听从程老的建议,一直在针灸临床工作,为广大患者解除病痛,为针灸事业的发展尽了一份微薄之力。记得大学毕业刚到针灸科时,我掌握不好进针的要领,手法不熟练,治疗时,患者往往大呼其痛,甚至拒绝我的治疗。久而久之,我竟生出放弃做临床医生的念头。跟随程老学习的两年间,我目睹了程老"三才针法"的玄妙,聆听了程老详细讲解针刺手法的要领,亲身体会程老独特的"单手快速进针"手法,通过自己的反复琢磨、实践,终于基本掌握程老的"单手快速进针法"。现在许多经我治疗的患者说,我扎针不疼,一点没感觉,针就进去了。不少外国学员看到出神入化的进针手法,也赞不绝口,感叹针灸医术的神奇。这时,我都会非常自豪地对他们说:"我是针灸泰斗程莘农院士的学生,我的针刺手法是程老教我的"!

四、著书立说,教书育人

随着临床经验和教学经验的不断增长,程莘农在针灸医学研究方面的成果和创新不断增多,为他著书立说奠定了坚实的基础。程莘农对待针灸医学研究十分严谨,对于科研和学术问题具有实事求是的态度和精神,在求知和传授知识的过程中严密谨慎、严格细致,容不得半点马虎。

随着中医药事业的不断发展,针灸在国际上的地位也越来越高,外国人来中国学习针灸的数量日益增多。在国际针灸教学中,教材问题需要首先解决。他亲自带头撰写和主编了《中国针灸学》《针灸精义》《中国针灸学概要》《针灸学讲义》《针灸疗法》等国内外各种版本的初、中、高级针灸教科书。

程莘农院士主编的《中国针灸学》自 1986 年出版以来,受到了针灸界的一致好评,被翻译为多种语言版本,是欧美各国的中医学子认识和学习针灸的入门向导,成为很多国家针灸医师执业考试的参考教材。截至目前,中文版已经修订再版了 5 次,英文版修订再版了 4 次。为了适应中医针灸的国际发展,保持本书在针灸国际培训教育中的权威性,编写团队每隔几年都要对书进行一次系统修订。

谈起《中国针灸学》的编写,程莘农毫不讳言是大家集体创作的结晶。20 世纪 80 年代,国际针灸培训中心初创,百事待兴,编写统一而规范的针灸教材则是重中之重。为此卫生部组织 3 个培训中心的骨干人员进行中英文的编写与翻译,上海国际针灸培训中心负责腧穴学部分的编写,南京国际针灸培训中心负责中医基础理论部分的编写,而北京国际针灸培训中心则负责针灸治疗学部分的编写,由程莘农统一审查定稿。纪晓平主任医师是恢复研究生考试制度后程莘农的首届研究生,也是当时参加中文稿编写的人员之一,他回忆起当时的情景说:"那时候,我们没白天没黑夜地整整干了 3 个多月,终于把第一稿的中文部分拿出来了。然后是程莘农逐字逐句地修改,大家一起讨论,特别有学术气氛,我们也特别有干劲。"《中国针灸学》内容上不但包含了经络学、腧穴学、针法灸法学及针灸治疗学的内容,也包含了阴阳五行、脏腑、诊断、辨证等中医基础理论、中医诊断学的内容,极大地方便了国际针灸培训中心这种短期而全面的教学模式,而且也是当时国内外水平最高的国际教学课本。《中国针灸学》一经问世便风靡海内外,成为包括美国在内的许多国家针灸水平考试或针灸资格考试的指定教材。当然,也是因为这本书再版印刷了几十次,被译成多种语言,使得程莘农和国际针灸培训中心声名遐迩,弟子遍及五洲,桃李满天下。

对此别人颇有微词,说前人已经用过《中国针灸学》的书名,为什么程莘农还用? 程莘农十分坦然地说:"我代表的是国家,不是我个人要研究这个东西,所以我们还叫《中国针灸学》。"

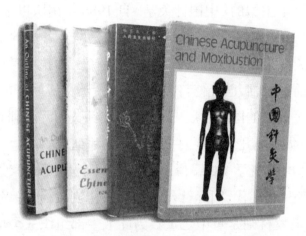

《中国针灸学》被翻译成为多种语言出版

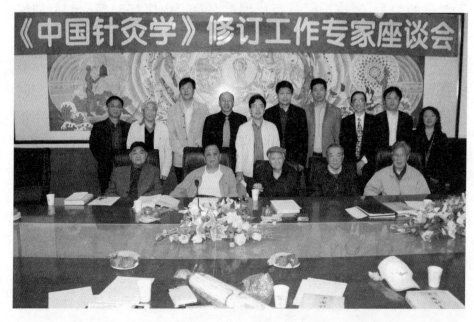

2012年,程莘农参加《中国针灸学(第5版)》修订工作专家座谈会(前排左三)

程莘农曾经打趣地说:"我在国外比在国内有名气。"的确,由他主编的《中国针灸学》英文版,至今仍然是包括美国在内的众多国家针灸医师资格考试的依据,是目前留学生针灸培训最权威的教材。而且,来北京学习中医的外国留学生通常都会买上一本,在毕业时,如果能得到程莘农在扉页上的签名,那将被他们视为北京之行的重要收获。

人民卫生出版社在程莘农 92 岁华诞之时评价说:"先生躬身岐黄,学验宏富,岱岳华巅,志在千里;先生主编之《中国针灸学》气象高迈,蜚声国际,为中医走向世界的代表性著作,先生于中医之功甚巨,令人钦佩。"由中国中医科学院针灸研究所程莘农院士传承工作室修订的《中国针灸学(第 5 版)》被授予庆祝新中国成立 70 周年——"人卫精品力作"称号。

五、书法勉励,针灸传扬

随着针灸事业的不断发展,针灸在国际上的地位越来越高,来中国学习针灸的人日益增多。程莘农自 1975 年开始专力从事国际针灸教学,并担任国际针灸教学的主要负责人。在教学过程中,他不仅注意言传,更加注意身教,不仅注意教业务,还注意教做人。程莘农非常注意奖掖后进,希望通过自己的努力促进后一辈努力创新。

三十余年来,程莘农始终为北京国际针灸培训中心国际班授课带教,让每一位学员体会到大师的风采。凡是到北京国际针灸培训中心学习的外籍学员,一踏进教室,就会收到一幅程莘农挥毫泼墨书写的"针灸传扬"的书法礼品。为了加深学员对中医文化的理解,他还坚持自己花钱购买笔墨纸砚,为中心每一届结业的外国学员们赠送自己的书法作品。现在程莘农的字已经挂在 100 多个国家和地区,近万名学员的诊室里。程莘农希望"针灸传扬"这四个大字，能把医者的责任与精神传及后学，也鞭策他们继续将针灸事业发扬光大。

　　每年都有许多热爱中医、喜欢针灸的朋友，从世界各个国家来到中国。程莘农是他们来中国后最想见到的人，也可以说是他们的偶像。来学习的外国学员都渴望能向针灸学泰斗取得真经，总是以聆听过程莘农的课为中国之行的最大幸福，以得到过他的临床传带作为最大收获，以能够得到一幅程莘农亲笔书写的"针灸传扬"书法作品而喜悦，得到一本有程莘农亲笔签名的《中国针灸学》而骄傲，如果再能珍藏一张与程莘农的合影照片，更是莫大的荣耀。大家都知道，针灸已在世界 183 个国家和地区被广泛使用，这肯定与程莘农主编的《中国针灸学》多版本的传播密不可分，这肯定与程莘农 30 多年从事国际针灸培训教育的付出密不可分，这肯定与中国中医科学院针灸研究所北京国际针灸培训中心的辛勤工作密不可分。

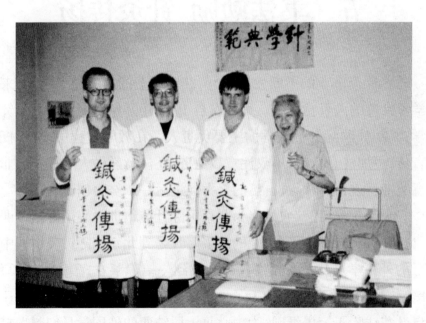

程莘农为结业的每一位学员赠送亲手题写的"针灸传扬"书法作品

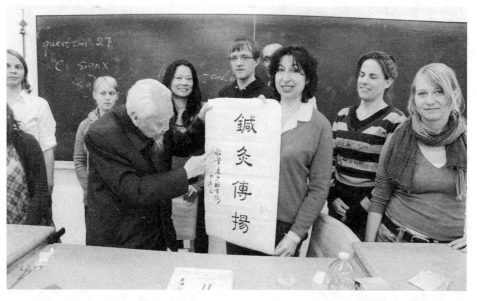

2009 年程莘农为北京国际针灸培训中心外国学员示范手法，并为每位学员赠送
亲笔题写的"针灸传扬"书法作品，希望中医针灸传遍全世界

六、针门桃李，服务全球

　　程莘农的辛劳和努力没有白费，中医针灸学在国际上得到了认可和尊重，并逐渐得到广泛认同和传播；学有所成的弟子遍及国内外，他们都在各自的岗位上为推动中医针灸学的发展贡献着自己的努力。

　　1958 年，由原卫生部部长钱信忠主持，在上海召开了全国首届经络针灸学术研讨会。这是一次重要的针灸会议，程莘农是这次会议学术方面的负责人，任论文审查组组长。时隔 39 年，1997 年 11 月 1 日，在北京又召开了一次世界性的针灸盛会，即庆祝世界针灸学会联合会成立十周年暨世界针灸学术大会。这次大会在世界卫生组织及卫生部、国家中医药管理局等政府部门的支持下，云集了世界各地 1 500 余名代表，又是程莘农作为本次大会学术委员会的主任委员。

历史的巧合往往令人感慨,如今已不同以往,针灸科学已经登上了大雅之堂,世界卫生组织在支持推广针灸,很多国家的针灸学会也相继成立,成千上万的针灸师遍布世界各个角落,针灸以其独特的优势在为人们的健康作出贡献。面对这次盛会,面对许多过去一起奋斗过的同仁,程莘农欢欣鼓舞。

其实,更让程莘农无比宽慰的是他看到用心血和汗水辛勤培养出来的学生,一个一个走上各自事业的顶峰,成为针灸大家、名家,成为能为患者除病疗疾的有用之才。

程莘农从江苏省中医进修学校任教到担任中国中医科学院博士研究生导师和博士后师带徒导师、培养国内针灸人才,到面向国际,为来自世界一百零六个国家的近万名外国学生传授博大精深的针灸技术,倾注了大量心血。半个多世纪以来,程莘农除了亲躬国际教学数百班次,培养了来自欧美、东南亚及非洲等国家和地区的外国学生外,还为国家培养了二十余名针灸专业的硕士与博士研究生。现在,这些研究生们都成了国内外知名的针灸专家,即使是毕业后远走海外的一

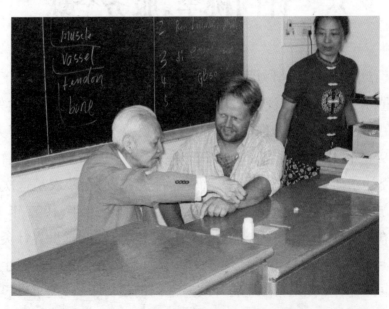

2003年,程莘农在针灸国际培训班上实体演示"程氏三才针法"

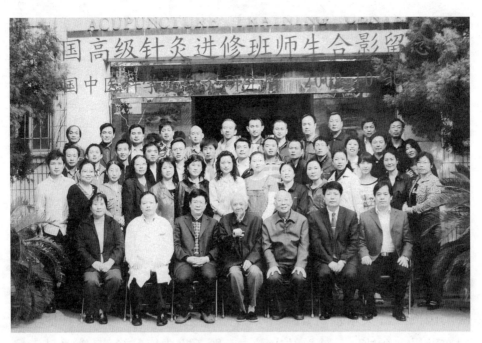

2008年,程莘农与全国高级针灸进修班学员合影(前排左四)

些学生也成了传播祖国传统医学文化的火种,传承着程莘农的学术思想与衣钵。

郑其伟和钱淳宜同是程莘农的学生,正是在接受程莘农学术思想的过程中由相识到相知而后成为夫妻。他们在纪念文章中写道:"我们是恩师早年的研究生,毕业后幸运地留在程老身边工作,三十多年来一直得到恩师的指导,使我们获益终身。现在,我们虽移居海外,还常常想起恩师对我们的谆谆教诲,想起与他朝夕相处的情景,使我们感慨万千,永世难忘。世界上有一种感情,超越了亲情、友情,这种情分就是导师和学生之间的感情。程老不仅在中医针灸专业上孜孜不倦地指导我们,还经常在生活上关心我们,真是恩师如父。1987年我和淳宜结婚时,程老高兴地为我们题词,希望我们'并肩前进'。1991年淳宜赴以色列留学时,程老又嘱咐她'学无止境'。这两份题词我们视为珍宝,多年来一直在鞭策和鼓励我们不断进取。"文辞并不华丽,但是亲密无间的师生之情跃然纸上。

程莘农的学生纪晓平在一篇回忆文章中写道：

"程老中医理论功底深厚，造诣极深。我们第一届研究生班的《黄帝内经灵枢》课程是程老讲的，程老是针灸界的学术权威，讲起课来字字铿锵，如鱼得水。他把多年潜心研究的'灵素学派'学术思想传给了我们，使我受用终身。程老精于灵素，又旁及诸家，记得1979年我第一次拜见程老时，他因出访日本一个月，给我开了一张清单，列出中医针灸文献20余部，让我去读，这对提高我的中医针灸学术水平起了重要作用，犹如深山获宝。"

从20世纪80年代开始，三十多年间，程莘农精心带教过二百班次的国内外针灸培训班，培养的中外籍硕士、博士研究生及其他学生遍布世界多个地区。他总结出了一套既不失中医特色，又简单易于接受的教学方法。比如他提插捻转并施，程氏三才针法，在"一、二、三"声中，外籍学生不但一目了然，而且能立即感受到得气的神奇作用。这一招很快使有文化差异或持疑惑态度的留学生对针灸学习信心倍增。程莘农非常强调实践，在他主持的国际教学培训中，三个月的初级班能让学员掌握二十五种病的针灸治疗，三个月的高级班能让学员学会诊治四十种病。

总之，程莘农一生为中医针灸所作出的主要成就，就在于他运用中医针灸技术治愈了大量患者，多年来积累了丰富的临床经验，培养了大批国内外针灸技术专业人才，为把针灸技术推广到世界做出了卓越贡献。这些中医针灸的宝贵财富，很值得我们传承和发扬。

由于年事已高，从2004年起程莘农不再出固定时间对外门诊，但是每天早起到诊室转一圈儿的习惯仍然保持着。程莘农还经常静静地坐在诊室里看学生们诊病，并悉心指导只有坐在诊室里，他心里才感到踏实。

在国外针灸机构的设立方面，程莘农也花费了大量的心血。同时担负着多国针灸界的重要职务。由于他在国际上对针灸传播作出的巨大努力，所以美国国际医药大学在程莘农92岁华诞时这样评价他："美国国际医药大学是程氏针法的美国传承基地，这里有您的风采，这里有您的学术思想，您倾注了全部的心血和智慧，树立了中医针灸的丰功伟碑，让我们得以在您巨人的肩膀上顺利成长。我们在您的行医历程、临证心得和治学态度中受到了无穷无尽的启迪。"

程莘农在国内外针灸教学中作出的重要贡献，各级领导都看在眼里，各级政府和各级领导也没有忘记给这位忠于职守的老师相应的荣誉。程莘农多次获得中国中医研究院"优秀教师"称号，并于1981年被卫生部授予教授职称，享受政府特殊津贴。

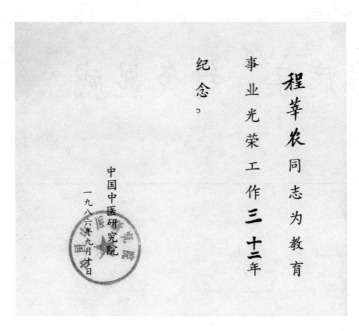

1986年，程莘农荣获中国中医研究院颁发的纪念证书

第|八|章

疑难病症　针灸显威

一、中医痼疾，峰回路转

提起行医几十年来遇到的特殊病例，程莘农显得特别有精神："各种各样的患者都有，乡下时能遇到，在诊室里也能遇到。有的三针两针就扎好了，也有的治疗时间比较长。我治疗时间最长的一位患者扎了近三年，是个男患者，本来已经瘫痪在床，后来慢慢能走了，最后能自己下楼回家。"

程莘农提到的这件事发生在 20 世纪 80 年代。这位男患者多年来一直瘫痪在床，痛苦不已。听说北京东直门中医院有位程教授针灸很"神"，可以治好瘫痪。他抱着试试看的想法，由家人用担架抬着，来到医院求治，程莘农热情地接待了他。在认真诊断的基础上，经过认真思考，程莘农开始为患者进行针灸治疗。一边治疗，一边聊天，在聊天中了解患者的有关情况，同时还及时加以安慰。在针灸治疗的过程中，还辅以中药，就这样患者的症状逐渐好转。经过两年多、几十个疗程的治疗，患者终于痊愈了。

同期，一部反映中医针灸的电影纪录片中，讲述了一位患有严重脊髓病的日籍华人被针灸治愈的故事。这部纪录片记述的就是程莘农为华人女患者治病疗疾的故事。

当时，这位女患者所患疾病在日本已经下了结论，必须进行骨髓移植，否则活不过十年。但是这位患者是过敏体质，不能吃西药，甚至对有些麻药都过敏，所以无法进行骨髓移植手术。她辗转来到程莘农这里求助。程莘农给她连续针灸治疗了三个月后，病情大有好转，基本得到了控制。后来，那位患者从日本回来休假，特地来看望程莘农。提起当年看病的事，这位女士激动地说："我的病就是在程医生的精心调治下才得到了控制，我这一生要永远记住程莘农先生，没有他就没有我的今天。二十多年过去了,每次我回来休假,都来看望程先生,再开些调养的中药。"

中风是多发病和常见病,为此程莘农对门诊的病例流量进行了统计和分类,发现中风先兆与中风后遗症患者数量最多。于是他在总结几十年临床诊病经验的基础上,从中风的病理学与中医机理的关系出发,认为病因以正衰为主,病位在脑,常涉及心、肝、脾、肾,病机主要为真气不足,气血逆乱,风、火、痰、瘀滞于脉。同时,从针灸的独特疗效和无明显副作用的特点出发,他提出了诊治中风的思路和一套独特的针法。

程莘农治疗中风比较推崇《针灸大成·中风瘫痪针灸秘诀》引《乾坤生意》的观点,主张"一窍开百窍开,窍闭不开选百会"。百会穴,又名三阳五会,是"手足三阳和督脉之会",升清举陷,醒脑开窍,为临床治疗督脉疾病、神志病症的常用穴位,且刺法宜轻浅,即所谓"一窍开百窍开"。中风的病位在脑,更应重视百会穴的应用。上在百会穴,下在风府穴,不论何种原因导致的气血阻滞而逆乱,出现的头脑疾患都可取本穴治疗。

中风病机是气血逆乱于脑,调理气血最为重要,据此程莘农提出了中风的"通调四关法"。四关本意是肘、膝关节,即两合谷,两太冲。合谷为手阳明大肠经原穴,可调理全身之气,合谷为四总穴之一,为治疗头面部要穴,善治头痛、眩晕、口眼歪斜、牙关紧闭、半身不遂、发热、恶寒、隐疹、齿痛、鼻渊等症。太冲穴为足厥阴肝经原穴,肝藏血,二穴合用可调理全身气血,有平肝降逆之效。故可治疗上实下虚之内忧外患病。

由于人们生活及饮食习惯的改变,目前临床中风病患者"风痰阻络型"明显增多,而且多发于40岁以上的中老年人。治疗中程莘农配穴组方强调化痰通络,重视百会穴、神庭穴、风池穴、丰隆穴、公孙穴、内关穴、中脘穴、列缺穴的通络化痰作用。中风初起多阳经取穴,阳主动,意在恢复肢体功能。后期治疗取阴经腧穴,协调阴阳,阴平阳秘,精神乃治。中风急证(脑血管意外)昏迷不醒,常取人中穴、内关穴、极泉穴、足三里穴、三阴交穴,益阴扶阳,醒脑开窍。人中刺法须令患者泪出,极泉刺法至肢体活动效佳;中风后遗半身不遂,初起治疗取阳经八穴,上肢为肩髃穴、曲池穴、外关穴、合谷穴,下肢为环跳穴、阳陵泉穴、悬钟穴、昆仑穴;面瘫取颊车穴、地仓穴;失语取通里穴;癃闭取中极穴;口眼歪斜(面神经炎)取睛明穴、四白穴、地仓穴、颊车穴。睛明穴刺法沿眼眶边缘直入 0.8~1.5 寸,忌捻转提插,地仓刺法透向颊车;心开窍于舌,舌强失语,取廉泉穴、哑门穴及手少阴心经络穴通里。

　　他采用通调周身经脉,阴经阳经腧穴并取的方法治疗日久不愈的中风后遗症,旨在畅达经络血气,协调阴阳,一般多采用平补平泻法。阳经取穴,"阳主动",意在恢复肢体活动功能。后期多选配阴经穴,如尺泽穴、内关穴、三阴交穴、太溪穴等,意在协调阴阳,阴平阳秘。通过数疗程调治,多数患者都会有不同程度的康复。

　　1993 年,一位七十二岁的患者,被子女用轮椅推到了中国中医研究院针灸研究所针灸门诊部,点名要找程莘农看病。患者中风后右侧半身不遂九年,多方医治无效,就诊时右侧肢体屈伸不利,指趾麻木,手握力差,步履沉重如坠,面赤目晕,恶心纳减,舌质红,少苔有裂纹,脉象沉细,弦尺弱。程莘农诊断:中风,中经络,肝肾阴虚,风阳上扰。程莘农以调节经和络、阴经和阳经腧穴并取的方法,通过畅达经络血气,协调阴阳,以期恢复肢体活动功能。坚持滋补肝肾,平肝息风的治疗原则,通过足三里穴、三阴交穴、太溪穴、曲池穴补法,其余穴平补平泻,外关穴与内关穴透刺的针刺手法,治疗十次(一个疗程),患者右侧肢体活动较前灵活,眩晕恶心亦见好转。效不易方,随症增减。连续治疗四个疗程,患者右肢能够自主屈伸,活动明显好转,其他症状基本消除。在送患者走的时候,程莘农还谆谆嘱咐患者家属,长期偏瘫的老年患者一定要重视补益肝肾。

　　患者的儿子是搞量子物理学的研究员,对中医和针灸曾经有一些偏见,父亲中风九年的苦痛,通过程莘农一根根银针,一个多月就神奇地起效了,他深感中医的奇妙和博大精深。在一次例行的回访治疗中,他问程莘农,他父亲的病西医用很多的治疗方法都尝试过,但均无起色,为什么到了中医这里就能如此神奇地妙手回春呢?程莘农顺手拿过一本《中国针灸学》,用手拍拍书的封面说:"中医是一门科学,涵盖了中国哲学的精髓。与现代医学所不同的是中医对疾病有着独特的视角。在我眼里,患者就是一个整体,患者古稀之年,肝肾阴血已虚,水不涵木,风自内生,遂成诸症。我用百会穴、风池穴开窍息风,用足三里穴、三阴交穴、悬钟穴、太溪穴、太冲穴滋补肝肾、培益气血,平肝息风,用肩髃穴、曲池穴、外关穴、合谷穴、环跳穴、阳陵泉穴疏通经络,就是辨证施治啊。"一席话让患者的儿子听得如痴如醉,笑容满面,频频点头,连连称是。

程莘农在治疗足内翻、足外翻、上肢拘急或弛缓等常见的中风半身不遂后遗症时,根据其病机为经气不通、阴阳失衡,善用对穴调整阴阳。因此,常取穴上肢内关穴、外关穴;曲池穴、少海穴;中府穴、肩贞穴;下肢梁丘穴、血海穴;阳陵泉穴、阴陵泉穴;阳交穴、三阴交穴;申脉穴、照海穴,收到意想不到的效果。

一位患者因为经常跟外宾谈判,长期处于紧张的精神状态中,形成面瘫。主要症状:眼睑下垂,眼睛流泪,说话漏风,接待外宾时只能用手捂住嘴。经过诊断,属于周围性面瘫,宜用温补手法治疗。每天针灸一次,一共十天就全好了,为此这位患者非常感激。

20世纪90年代初,一位患者因为受到意外刺激,一下变"傻"了,拿起报纸不认识字;眼前的东西叫不出名字来,全家人的姓名都记不住。经过程莘农仔细诊断,此病症属于失读症和命名性失语,宜用头针加体针进行治疗。第一次治疗后该患者就有明显改善,偶尔能叫出亲人名字来。连续治疗,每次都有进步,治疗十几次痊愈。

因人制宜是祖国医学治疗疾病的重要原则之一。它要求医生在诊治过程中,必须善于识别患者的不同病情。一种疾病,有的症状相同,病因病机也相同,但由于患者年龄、体质、性别不同,治疗上也不一定相同。基于这种理念,程莘农对体形偏瘦的人、妇女、老人多偏用轻手法;对儿童则轻刺不留针;对壮实者则手法偏重。此外还注重患者的心理状况,对于怕针者或初次来治疗者,手法尤其需要轻巧,进针要浅,取穴宜少。程莘农常常提醒学生:"对于怕针者和初针者,切忌鲁莽从事,否则患者会产生恐惧心理,势必影响疗效。"

因病而异亦是针灸治疗的原则之一。程莘农治疗风寒湿痹病多针、灸并用。治疗面瘫的患者,患侧用灸,健侧用针;面肌痉挛的患者,患侧用针补之,健侧用针泻之;治疗腹部疼痛的患者,先针远端穴,待疼痛缓解后,再针局部穴;治疗急性腰扭伤患者,则"以痛为俞",取痛点一针,留针 10~20 分钟,行针 2~3 次后出针。

程莘农曾经诊治过两例面瘫患者。一位是 40 岁中年妇女,体形壮实。于发病后第二日就医,证候为风邪阻络,经气不畅。取大椎穴、风池穴、太冲穴、合谷穴、下关穴、颊车穴、地仓穴、颧髎穴。健患侧同时用针,平补平泻,留针 20 分钟。两周后,其病情有显著好转。

另一位是 58 岁男性中学教师,体形瘦弱,其病情与女患者相同,治疗取穴也基本相同,两周后却未见明显变化。后审查原因,认为系体质差异。遂对男性患者改用先针健侧,后针患侧,用轻手法,徐徐导其经气。同时加针足三里,意在扶助后天之本,俾脾气旺,中气健,有助于增强驱邪能力。治疗 36 次后,男性体瘦患者亦基本治愈。可见程莘农"因人而异,因病取穴"是提高疗效的一个重要因素。

二、另辟蹊径,痛证治疗

中医药之所以能成为国粹,当今又成为我国科学发展软实力的组成部分,是有其科学根据和道理的。针灸作为中医药的组成部分,自然也有它的科学依据。针灸疗效显著,能治疗多种疾病是不容置疑的。

程莘农辨治思路缜密,诊治痛证颇有特色。他认为,中医从古到今对疼痛的认识都比较直观,主要指症状(自我感觉)而言,常把身体内外产生的一种难以忍受的苦楚称作疼痛,虽然有各种不同证型的疼痛,但通称为痛证。针灸治疗疼痛的优势明显,除各种急性疼痛外,临床主要用于急性软组织损伤消退后的持续疼痛,或反复发作的慢性疼痛,多见于某脏器或某一处软组织慢性劳损性疾病。程莘农强调这些慢性疼痛多数本身就是主症,也是一种疾病,如关节痛、颈肩痛、腰腿痛、三叉神经痛、偏头痛等,但不能把慢性疼痛简单地看作是其他疾病的症状。

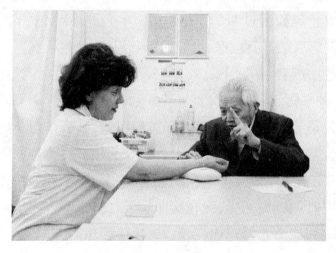

2009 年,程莘农给外国学生诊脉讲解

程莘农非常重视对病症的诊断。"经络所通,病候所在,主治所及",各经脉病候与其经脉循行特点密切相关。只有熟记经络循行,认清病候归经,才能够准确地进行经络辨证,辨别归经。诊治时首先要根据疼痛部位判断属于哪一个经络或脏腑。通过分析,判断病在何经、何脏(腑),据此进行处方配穴,或针或灸,或补或泻。进行经络辨证时,除了重视十二经病候规律外,还应注意经脉循行部位或所支配部位的病变,尤其是局部的疼痛、麻木等感觉变化和拘挛、屈伸活动转侧受限等功能障碍症状,如足太阴脾经通过腹部,故腹部胀满疼痛属脾,多取三阴交;前头痛多取百会;偏头痛多取风池,都是依据经脉循行路线进行经络辨证。

对于疼痛,程莘农按照"诊病之处即是治病之处"的规律,常常采用压痛选穴法,以压痛点作为针刺的治疗点,分穴位压痛选穴和非穴位压痛选穴,前者常用的有募穴、背俞穴以及四肢的穴位;后者又称阿是穴压痛选穴,广泛用于扭伤、痹证、落枕等病,如牙痛近取颊车穴、下关穴,远取合谷穴、内庭穴。如全身疼痛多取后溪穴、申脉穴;颈部疼痛多取大椎穴、风池穴、后溪穴、合谷穴;肩部疼痛多取肩髃穴、肩髎穴、肩内陵穴;腰脊痛多取腰俞穴、秩边穴、次髎穴等;上肢疼痛多取肩髃穴、外关穴、合谷穴等;下肢疼痛多取环跳穴、阳陵泉穴、承山穴、昆仑穴、悬钟穴等。程莘农指导学生庄家秀开展临床研究,观察上述针刺方法治疗痛痹的疗效,验证痛痹多寒湿之邪,寒湿得温则易散而然。

程莘农认为,施行治疗时仅停留在病位的辨别是不够的,还必须进一步辨别其性质,从而施以"虚者补之、实者泻之"的不同治疗。导致疼痛的病理因素很多,但它们都有一个共同的病理基础,即"不通则痛"和"不荣则痛",前者为实痛,后者为虚痛。因此,诊治痛证时应详判虚实,多从以下九方面辨别虚实:痛而胀闭者多实,不胀不闭者多虚;拒按者多实,喜按者多虚;喜寒者多实,喜热者多虚;饱则甚者多实,饥则甚者多虚;脉实气粗者多实,脉虚气少者多虚;新病年壮者多实,久病年衰者多虚;痛剧而坚,一定不移者多实,痛徐而缓,莫得其处者多虚;痛在脏腑中,有物有滞者多实,痛在腔胁而牵连腰背者,无胀无滞者多虚;补而不效者多实,攻而加剧者多虚。

程莘农坚信,医者只要在对患者病情虚实掌握的基础上,选用适当的或善补或善泻的穴位,并相应施用补泻手法以加强补泻的效应,就能得到最佳的补泻效果。《千金要方》曰:"凡用针之法,以补泻为先"。判别虚实是补泻效果的最基本因素,选穴与应用补泻手法是在这个基础上展开发挥的,三个因素中的任何一个因素都能单独决定补泻效果,而且任何一个因素都能影响另外两个因素。疼痛所在部位的腧穴,是决定针刺浅深的依据,病情虚实是决定针刺浅强度的关键,对于顽证、痛证如针刺反应不够强,就需要加大刺激。对于腹腰、四肢内侧等疼痛,腧穴刺之宜深;头面、胸背、四肢外侧等疼痛,腧穴刺之宜浅。针刺得气后,依据病性及患者体质,施以适当的补泻手法,对于气血虚弱,身体羸弱诸虚病证,施用补法,以鼓舞人体正气,使某种低下的机能恢复旺盛的作用;而对于高热疼痛,邪气亢盛诸实病证,则用泻法,以使某种亢进的机能趋于正常。除常用的捻转补泻法、提插补泻法、平补平泻法外,针刺特定的穴位如足三里穴、气海穴、关元穴、肾俞穴等为补;而针刺十宣穴、中极穴、委中穴、曲泽穴等为泻,所以针刺时正确地选用腧穴,也是实现针灸虚实补泻的一个重要方面。

在程莘农看来,不论何种疼痛,因于寒的十常八九,因于热的十仅二三。其所以然者,寒主收引,主凝滞,无论其为有形的寒邪或为无形的虚寒之邪,都容易使经脉发生收缩、牵引、细急、稽滞、拘挛等病变,妨碍气血运行而致痛。尤其是阳气亏损的虚寒病变,或血液虚少不足以营养经脉,或阳气衰微不足以温煦组织而致痛。凡寒邪盛的,往往出现气逆、胀满、强直、身重、拒按、不思饮食,舌苔白滑、脉来弦紧有力诸症。凡属虚寒的,则每见恶寒、倦怠、气短、喜暖、喜按、时作时止、遇冷加剧,舌淡苔薄,脉来沉细无力诸症。因于热盛的疼痛,则多有恶热喜冷、口渴思饮、烦躁不宁、大便燥结、小便短赤、苔黄少津、脉来弦数、痛而不可近等,由于热邪燔灼气血而致。热盛致痛,虽不是太多,要区分寒热真假,应着重注意:脉象的有力与无力,舌质的淡与红,舌苔的润与燥,口渴与不渴,喜冷饮与热饮,胸腹是否温暖,小便的清与黄,不欲盖衣被等。

程莘农十分重视调理气血,气血是构成人体和维持人体生命活动的基本物质。气血和则百病不生,气血失和而百病由生。《医宗必读》强调："气血者,人之所以赖以生者也,气血充盈,则百邪外御,病安从来? 气血虚损,则诸邪辐辏,百病丛集"。气血循行全身不断为全身组织器官提供丰富的营养,维持机体正常的生理活动。程莘农认为疼痛的病机主要是气和血两个方面,尤其老年人的身体疼痛则多因气血不足。凡属痛在气分的,多见胀而痛,时作时止,痛无常处。凡属痛在血分的,多见痛而硬满,疼痛部位相对固定,并呈持续性的疼痛,多属于有形的血痛。其他如食积、痰滞等,亦属于有形的一类。

程莘农对痛证的治疗很有自己的套路,并且也被临床实践证明了其治疗方法的科学性。针灸对于疼痛性疾病,骨关节退行性疾病,神经、肌肉、血管性疾病等的疗效显著,程莘农运用针灸疗法治疗腰腿疼痛,即中医常说的痛证、痹证疗效甚好。

历代对痹证外因的认识,多趋于风寒湿热,但程莘农却从临床中看到以寒气胜者居多(约 60% 以上)。所以治疗上主张多选阳经穴位。由于痹证患者受邪兼夹不同,体质虚实之异,又需要配合其他方法应用。寒热错杂,则散寒清热并举,令寒散热清;夹瘀,则宜散邪祛瘀;阳虚则宜温阳散邪;气血不足,补益气血,散寒行滞。因寒邪偏重,感受寒邪,邪阻经络,经气凝滞,不通则痛,而阳经经气更易受寒邪侵袭,故选取穴的作用多是疏通经络止痛,多选阳经穴位。

总之,疼痛是一种临床常见症状,很多病理性疼痛本身就严重影响患者的生活和工作,对人体的危害往往比其他疾病更大,世界疼痛大会将疼痛定位为继"体温、脉搏、呼吸、血压"之后的人类第五大生命指征,采用非药物的针灸治疗方法,成为人类战胜疼痛的又一个亮点。程莘农的痛证临床治疗原则,在病候归经的基础上,分清部位以远近取穴,判断虚实、细审寒热、辨别气血以指导补泻得气针法,为复杂的针灸治疗痛证开创了一种简易明了的治疗思路。

三、难治头痛，也能奏效

程莘农治疗头痛等神经病症，喜重用奇经穴。第一，有多条经脉与脑发生直接或间接联系，除督脉外，阳跷脉、阴跷脉与脑都有直接或间接联系。第二，奇经除与脑联系外，还与手少阴心经、足厥阴肝经联系。鉴于对奇经八脉病候和施治特点的认识，基于奇经八脉与脑、心、肝的经脉联系比较密切，在生理病理上与神经活动有关，故对于神经精神系统疾病，程莘农重视奇经穴的应用，以奇经八脉穴为主，再根据辨证的不同证型，配合其他经脉腧穴。

一位来自印度的女企业家，患三叉神经痛十七年，病发时，颊面如鞭笞电击一般，势如火燎，令她寻死觅活，备受折磨。她治遍欧亚各国名牌医院，就连诸多治疗神经系统的著名教授也无奈地冲她耸耸肩，摊开双手，如判无期之刑。经人引荐来到中国，抱着最后的希望挂了程莘农的号。几角钱的诊费，似增加了患者的疑虑：为治这病，在欧洲她花费何止万千，只有几角钱挂号费的医生能有什么真本事？她捂着骤然发作的左颊，踌躇无措地坐在程莘农面前。

程莘农仔细询问了病情后，认为这位外籍患者病势不轻，患侧颊面已明显塌陷，呈萎缩趋势，有可能导致麻痹而终生不治。据此，程莘农决定分两个疗程进行治疗。第一次疗程治疗十天，休息两天后，第二个疗程再治疗十天。这位印度患者住在印度大使馆，每天坚持来扎针，短短二十天后，折磨她十七年之久的病痛奇迹般的痊愈了，而且此后再没有复发。这位患者觉得中国的针灸简直是神奇无比，当即表示一定找到机会请程莘农到印度去，给她医院的医生搞搞培训，让他们也见识一下神奇的中国医术，并表示愿意在印度推广针灸事业。两年后，程莘农一行受邀赴印度讲学，并为这位患者的三所医院的医务人员进行了短期培训。

四、失眠耳聋，开窍启闭

　　情志失调是导致失眠、耳聋的重要原因之一，对于失眠、耳聋的治疗，程莘农有独特认识。中医学认为，正常的睡眠，依赖于人体的"阴平阳秘"，脏腑调和，气血充足，心神安定，心血得静，卫阳能入于阴，而失眠则与之相悖。程莘农认为导致失眠的原因复杂而繁冗，但终归结于"心神不宁"，"神之不安无所处"为失眠的根本原因，故镇静安神是治疗失眠的主要原则。治疗上注重"调阴阳，安神志，助睡眠"，对轻者以入寐困难或寐而易醒，醒后不寐；重者以彻夜难眠，常伴有头痛、头昏、心悸、健忘、多梦等病症的治疗具有良好的效果。重用头部百会穴、通天穴、神庭穴、风池穴四穴以开窍启闭，镇静安神、清脑醒神，可改善脑循环，治疗各种神志病，对失眠、高血压、低血压、头晕、脑血管硬化引起的头痛适用。

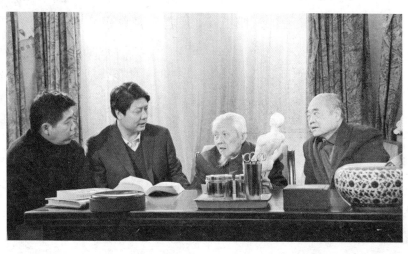

2009 年，程莘农给儿子程红锋、学生杨金生和孙子程凯传授针灸经验

情志活动对耳聋的发展转归及预后有明显影响。现代医学证明，精神情志失调，可导致肾上腺素分泌增加，使血黏稠度增加，易致聋。故治疗耳聋要镇静安神，多取具有镇静安神作用的穴位，当首推百会和神庭二穴。经过临床实践，程莘农总结出耳聋的发生多因肾虚，肾虚是本，风火痰瘀是标，根本病机虽在肾，但与肝胆有密切关系。耳聋分虚实两类，实证主要为肝胆火旺，闭阻清窍。虚证为肝肾阴虚，精不上承，髓海不足，窍失其养，窍闭不开。实证宜镇静安神，启闭开窍，清肝泻火，活血通络，多取听宫、翳风、液门、侠溪、太冲、外关、行间、足临泣等穴位，利胆疏肝，开闭通窍，刺宜泻法。虚证多责之于肾，宜镇静安神，启闭开窍，滋补肝肾，养脑益髓，取足少阴肾经腧穴为主，并随症酌加上穴，益肾复聪，刺宜补法。

耳为九窍之一，耳聋的发病机制中重要的一点为窍闭不开。窍闭不开选百会，治疗五官疾病时，应重视百会的应用。百会穴又称三阳五会、巅上等，升清举陷，醒脑开窍，一窍开百窍开，百会刺法宜轻浅。程莘农认为，神经性耳聋，特别是老年性的神经性耳聋与椎动脉供血不足有相关性，百会穴有改善椎动脉供血状况的作用，并有助于恢复损坏的神经元。百会穴为手足三阳经之会。百会穴位置在头顶正中线与两耳尖联线的交点处。首见于《针灸甲乙经》，归属督脉，别名"三阳五会"。《采艾编》云："三阳五会，五之为言百也"，意为百脉于此交会。百脉之会，百病所主，故百会穴的治症颇多，为临床常用穴之一。

古人云："用药如用兵"，只有知己知彼，方能百战不殆。同样作为针灸临床医生，在明确诊断达到"知彼"的基础上，只有对腧穴的特性了解清楚，并且熟练运用补泻手法，达到"知己"，方能左右逢源，得心应手。百会穴依据其补泻手法的不同，具有不同的作用。实证用泻法，即百会穴向后斜刺，配以捻转泻法，可启闭开窍，清肝泻火，活血通络；虚证用补法，即百会穴向前斜刺，配以捻转补法，可启闭开窍，滋补肝肾，益髓养脑。神庭穴亦为督脉之要穴，为神所出入之处，亦有醒神开窍之功能。现代医学研究亦表明，二穴能改善脑部血液的微循环。百会穴、神庭穴二穴本身也可治聋,所以在治疗耳聋中要强调百会、神庭的作用,以提高耳聋的临床疗效。

1998年,程莘农指导学生严华开展了针刺治疗耳聋的研究,观察了针刺百会穴、神庭穴、听宫穴、翳风穴为主穴辨证加减治疗耳聋的疗效,临床研究取得了较好的治疗效果。

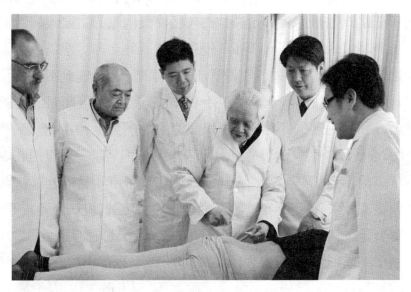

2009年,年近90岁的程莘农仍坚持进行临床带教工作,传承示范针刺手法

五、慢病消渴,随证加减

中医称糖尿病为"消渴",主要是由于素体阴虚,五脏功能失调后,又因为饮食失节,过食肥甘厚味,情绪失调,或是操劳过度,致肺、胃、肾三脏阴液不足,燥热内生引起。久而久之,导致阴阳两虚发病。糖尿病还会引起很多并发症,如糖尿病性心脏病、糖尿病性血管病变、糖尿病肾病和眼部、神经、皮肤部位的病变等。

根据糖尿病伴发周围神经病变类似于中医"痹"的情况,程莘农建议标准的病名为"消渴痹证"。他认为,弄清消渴痹证与"痹证"的区别有着特殊的意义。"痹",有闭阻不通之义,是中医一个重要的疾病概念。《黄帝内经》有四十余篇论及此证,内容广泛。一般认为,痹证是指人体感受外邪,经脉气血闭阻,引起肌肉、筋骨、关节疼痛、麻木、肿大、伸屈不利等。消渴痹证虽具有痹证的属性,但与之尚有以下区别:病因上,消渴痹证是以过摄饮食,情志损伤,久病瘀血内生为主要致病因素;而痹证主要是以风寒湿等六淫邪气侵犯人体所致。即一个以内伤为主,一个以外感为主。病机上,消渴痹证是五脏皆柔弱,气血不足,阴津亏虚,经枯脉痹使然;而痹证是营卫不和,外邪袭入,邪气闭阻经络使然。病性上,消渴痹证以虚为主;痹证以实为主。病势上,消渴痹证一般发病较缓;而痹证一般发病较急。临床症状上,消渴痹证一般以四肢疼痛、麻木或口渴、乏力等为主症;而痹证临床表现带有明显的外邪特点,如风邪偏盛,则疼痛行走不定;寒邪偏盛,则痛有定处,得热便痛减等。治疗原则上,消渴痹证宜以补为主,攻补兼施;而痹证则宜用泻法。

基于上述理念,结合在临床实践的基础上,程莘农形成了治疗消渴痹证的独特经验。糖尿病虽涉及五脏六腑,但五脏之中以肺、脾、肾三脏为主,尤以肾为关键,其主要病机为气阴两虚,主要病邪为热瘀,所以程莘农在选穴上以益阴清热补气为治疗大法。糖尿病的病症有多种表现,他根据糖尿病的不同表现,针刺时按证加减经验取穴,如血瘀取血会膈俞及血海二穴以活血化瘀;骨蒸盗汗多因阴虚热扰,心液不能敛藏所致,取手少阴心经郄穴阴郄以调阴清热,以治骨蒸盗汗;视力模糊多配以邻近腧穴,取风池穴、四白穴、太阳穴;胸闷心痛可取气会穴、膻中穴及内关穴以宽胸理气;半身不遂配以百会穴、风池穴及患侧肩髃穴、外关穴、环跳穴、阳陵泉穴、太冲穴;手足麻木多局部取八邪、八风以活血通络;血压高者配涌泉穴、大冲穴、合谷穴、曲池穴,以滋阴平肝,降血压。

程莘农在亲自治疗的同时,还指导学生对上述疗法进行研究验证。在程莘农的指导下,黄明仁采用临床病例对照的研究方法,系统观察了针灸治疗糖尿病的临床疗效。研究表明针刺治疗糖尿病不仅可明显改善临床症状,而且可使糖尿病患者的空腹血糖、餐后 2 小时血糖、糖化血红蛋白等检查指标显著下降,血浆胰岛素水平显著提高。

为了提高疗效,对于慢性疾病,应注重认证准确,在基本功上用心,不要追求虚招。程莘农强调辨证要认真仔细,宁愿多花一点时间,也要把好治疗的第一关。认准了病证就要敢于坚持守法,不要一天一改穴,三天一变方,要看到疾病有一个从量变到质变的过程。尤其是对于一些慢性疾病,更要注意这个问题。这是程莘农的经验之谈,也是他对学生的基本要求。认准病证之后,用穴又要灵活,主证主穴一般不要轻易变动,但配穴却要注意加减,要死方活用。在治疗慢性疾病的过程中,要注意将突发的急症与慢性疾病的治疗结合进行,互相促进,从而取得满意的结果。

六、妇科痛经,艾灸消退

作为一个跨越世纪的针灸大师,程莘农对灸法的应用有独到见解,他总结出了四句话、十六个字的用灸方略。

1. 远热近寒

远热近寒是指灸法在临床多适宜用于寒证,且灸的时候要距离身体近一点。程莘农认为灸的历史与火有关,现在艾灸虽然很普及了,但也要注意其适应证,身体虚寒的人更适合艾灸,一般是指体质虚弱的人、感受了外邪需要驱寒的人和内寒的人,这三类人适宜进行艾灸的。身体比较寒的人,灸的时候就要离得近一点,热证就要离得远一点。

灸法在古代被称为灸焫,焫即点燃、焚烧之意。《说文解字》曰:"灸,灼也。"现代对灸法的定义有广义和狭义之分。广义上讲,一切运用温热刺激治疗疾病的方法都属于灸法;狭义的灸法则特指烧灼艾叶治疗疾病的方法,即"艾灸"。程莘农在考证古代灸法时曾经指出:"灸法产生的必要条件是我们的祖先已经懂得用火和掌握了取火的方法,艾这类易燃植物自古就在我国广大土地上到处生长,先民们采干艾引火是理所当然之事。"

近寒主要是指适宜病症为寒证,远热则实为提醒禁忌证,即对于实热、湿热病症,就不宜使用灸法。如湿热下注的早泄患者,虽然表现为功能减退,但这是个热证,如果患者反复施灸,结果反而加重了病情,从早泄变成了滑精。

2. 同热尊艾

同热尊艾是指在临床上灸法的灸材、灸具等都属于发热性质的,虽然品种较多,但还是推崇使用艾草制成的艾绒、艾炷和艾条等。程莘农认为早在《本草纲目》里面就有记载:"艾叶苦辛,生温,熟热,纯阳之性,能回垂绝之阳,通十二经,走三阴,理气血,逐寒湿,暖子宫,以之灸火,能透诸经而除百病。"可见艾灸的作用不仅仅在于燃烧产生的温热作用,而且艾叶的药效也是至关重要的,虽然在灸治过程中艾叶进行了燃烧,但药性还有,会通过体表穴位进入体内,也会通过呼吸进入机体,从而起到对内调理脏腑、对外治疗皮部病变以及预防疾病的作用。现代医学对艾叶本身及其燃烧的产物等都作了相关研究,证明艾叶在体外对炭疽杆菌、甲型溶血性链球菌、乙型溶血性链球菌、白喉棒状杆菌、假白喉棒状杆菌、肺炎双球菌、金黄色葡萄球菌、柠檬色葡萄球菌、白色葡萄球菌、枯草杆菌等多种革兰氏阳性嗜气菌皆有抗菌作用。艾叶含有的多种挥发油,对大肠杆菌、伤寒杆菌、副伤寒杆菌、福氏痢疾杆菌等也有抑菌作用。艾叶油能直接松弛豚鼠气管平滑肌,也能对抗乙酰胆碱、氯化钡和组胺引起的气管收缩现象,并增加豚鼠肺灌流量。另外,以野艾叶、艾条或艾绒烟熏,可用于室内消毒,对多种致病细菌均有杀灭或抑制作用,艾条烟熏尚能减少烧伤创面的细菌。

程莘农认为同样都是热性的东西,还是艾草最受到推崇。过去老百姓有句俗话说:"门前挂艾草,家中无郎中"。这其实也是说明艾草

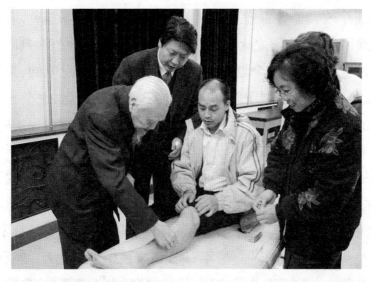
2009年,程莘农为其传承博士后杨金生研究员指导针灸临床手法

有一定驱邪防病的作用。不过,虽然艾草的效果很好,但是燃烧的时候会产生大量的烟,有些人闻不惯它的气味。为了方便使用,人们又研制出了无烟灸、热敏灸以及代温灸膏贴敷灸,来代替艾灸。它像膏药一样贴在穴位上,比较适合家庭保健使用。

3. 冬长夏短

冬长夏短是指艾灸的时间,在冬天可以适当长一点,夏天就要适当短一点。这很好理解,冬天比较寒冷,尤其比较适合艾灸,时间也可适当的长一些;夏天本身就比较燥热,所以灸的时间就要适量减少。

至于灸的面积大小,程莘农认为古籍《小品方》有记载:"灸不三分,是谓徒冤,解曰此为作炷,欲令根下广三分为适也。减此为覆孔穴上,不中经脉,火气则不远达也。"这里的三分如按当时尺制为0.6~0.8cm,也就是在艾炷周围要宽出这个距离,加上艾炷的直径,有2~3cm,这与杨金生博士后在国家自然基金资助下开展的"不同面积和不同温度灸对神经元激活作用"的实验结果完全一致。

在艾灸过程中,为了提高疗效,避免长时间艾灸对皮肤造成伤害,经常会添加如姜、盐、面团等进行间接灸,使受热均匀并借助其他药物帮助增强疗效。如脾胃虚寒用隔姜灸,脾肾虚寒用隔盐灸,病情较轻者用隔面团灸,救命门之火则用隔附子灸等。这里面怎么判断是胃寒还是肾虚呢,以肚脐做个划分,肚脐以上有不舒服、发凉的,是胃的问题,多用隔姜灸;肚脐以下疼痛、发凉的就是肾的问题,就要选择隔盐灸。有的人不适合离得很近,温度太高,就用面团起隔热保护的作用;隔附子灸是比较少用的,除非患者身体在极度虚弱的情况下才会使用。在古人经验的启发下,程莘农又创制了隔粉灸法(以滑石粉、丁香、肉桂、艾绒等物为原料)。此法操作简单,在使用过程中深得患者的赞许。对灸法之补泻,程莘农有深刻的体会,认为"有疤灸是补中之补,普通无疤灸是泻中之补"。早年对于肺结核患者的治疗,常采用"肺痨大蒜泥灸法"。在 20 世纪 30 年代,结核病大为流行,抗生素还很少被使用,肺结核被视为难治之症,程莘农大胆使用蒜泥灸法,确实解决了一部分患者的疾苦,因此积累了丰富的灸疗经验。

关于艾灸的程度也很重要,一般以灸至皮肤温热红晕,而又不致烧伤皮肤为度。这与通过实践证明的结果基本一致:刺激温度在46~48℃即可获得良好的治疗效果,同时可以把患者的不适感以及所造成的不必要的伤害降到最小。关于疤痕灸,常用黄豆大小或枣核大小的艾炷直接放在穴位上施灸,局部组织经烫伤后产生化脓现象,并结为疤痕,以此来治疗疾病的一种方法,虽然过去一直被历代医家所沿用,但程莘农在临床较少应用,他强调在条件允许的情况下,可以多做几次艾灸,以保持艾灸的强度。但对本身体质弱、抵抗力差或者脾胃功能比较差的人,也鼓励他们在保健或治疗时选择自我灸治达到疤痕灸的程度,以体现"要得身体安,三里常不干"防治思想。

4. 针灸并用

灸法在我国已有数千年的历史,早在《黄帝内经灵枢·官能》中就有"针所不为,灸之所宜"的提法。灸法自产生后,在不同的朝代有着不同程度的发展。唐代是灸法发展史上的一个兴盛时期。《外台秘要》中有关灸法的论述比比皆是,而只有极少处论及针法。《备急千金要方》中，灸法有 510 首左右，针疗法只有 50 首左右，可见灸法的重视程度和应用情况。

临床上，对于一些比较陈年的、顽固的病症，程莘农还会采用针上加灸的方法来治疗，寓意"引火归原"；对于一些上热下寒的疑难杂症常常采用上针下灸的方法治疗，寓意"益火之源，以消阴翳"。他认为艾灸一法有运行阳气，祛逐寒邪的作用，在临床中对慢性劳损性、疼痛性疾病的效果，与针刺效果不差上下，实有推行之必要。

程莘农师从陆慕韩时对中医内科、妇科获得经验较多。转攻针灸后，曾主编《中华妇产科杂志》，并在临床诊治妇科病症中形成虚实为纲，首辨气血，重用灸法，择时而针的临床经验。

中医认为痛经之病，或由邪气内伏或因精血素亏，适值经行前后冲任气血盈缺骤变之时，导致胞宫气血运行不畅，"不通而痛"，或血海亏虚，胞脉失养，"不荣则痛"。因此，程莘农指出，临证之时，辨证尤须明察气血为要。邪实而见气滞血瘀，当须细究其气滞、血瘀之所偏盛，胀满为剧者，当偏于气滞；疼痛为甚者，当偏于血瘀。正虚而见气血亏虚，尤须详审气血亏虚之微甚，经行腹痛而兼见体倦神疲、心悸头晕、面色无华、失眠多梦、舌淡、苔薄、脉细弱者，为气血虚弱之轻证；若兼见腰酸腿软、头晕耳鸣、小便清长、面色晦暗、舌淡、苔薄、脉沉细无力者，为肾精气血亏损之重证。

程莘农强调，临证中应该重视灸法的应用，灸为缓方，对人体阳气虚损、寒凝经脉之症，如腹冷痛经、关节冷痛、消化不良、虚劳羸瘦等，灸有独特的疗效。治疗痛经时常灸归来、次髎。实证疼痛多发生在经前或经期，以气滞血瘀型和寒凝气滞型多见，宜用泻法，在月经来潮前的 3~5 天开始针刺，针至月经来潮为止，寒凝者可以加灸法；若月经来后仍然腹痛者，可继续针刺 1~2 次。虚证疼痛多发生在经后，宜用补法，多于月经将净前几天开始针刺，平时则以治本为主，也可加用灸法。如经前痛者，针天枢穴、三阴交穴、关元穴；经行脐腹绞痛，针气海穴、阴交穴、大敦穴；经后作痛，针三阴交穴、关元穴。

第九章

大医精诚　修身养性

一、1元挂号,乐在奉献

从少年挂牌应诊时的医者仁心,到成为一代针灸大师后依旧坚持的大医精诚,程莘农的医术随着时间的打磨不断精进,社会地位也不断提高至荣登针灸院士、享受国家津贴。但是,唯一不变的是程莘农数十年如一日的医德,即使自己取得了在别人看来足以志得意满的成就,他对患者还是一如既往,把自己与广大病患紧密地结合在一起。因为程莘农知道,自己今天的成就与地位都是靠这些数以万计的患者口碑累积起来的,自己永远都要做到急患者所急,为患者着想,这样才不负患者对自己的爱戴。

在原中国中医研究院针灸门诊部,程莘农出诊的几十年里,患者挂程莘农的号只需要花1元钱,只是一个普通号的价格。按照国家相关规定:主任医师挂号费为5元,副主任医师挂号费为3元,普通医师挂号费为1元。当问及程莘农为什么要实行1元钱的普通挂号费价格时,他表现出对患者的无限同情:"患者得病已经很痛苦了,减轻些负担总是好的!"一语道出了一位针灸专家的高尚医德。作为中国工程院院士、从医三十多年的正高级职称的主任医师,坚持收和普通医生一样的挂号费和治疗费。有时候遇到远道前来求医、生活困难的患者,他甚至分文不取。

此事说来令人难以置信。20世纪80年代一位好事者听说针灸大家程莘农只收1元挂号费,连连摇头,说什么也不相信。为了验证真假,他专门找了一个患者,并帮其挂号。当他真的用一元钱就挂上了程莘农的号后,感慨万分,发自内心地说:"程医生真是患者的贴心人!"

在现在的人眼中,如果一个医生收费高,那么便代表这个医生的水平就高,但是程莘农对此却不以为然,他认为这是完全没有道理的,他曾经说过:"有人认为收钱多一定是好医生,你收得越少了,他就越认为这个医生不值钱,这没什么道理。"程莘农就是要打破这样的陋俗,一个好医生和他收取的费用是没有什么必然联系的。相反,作为一名良医,医术是必要的,但是为患者着想的心更加重要,所以,他希望所有医生都能把患者与医者摆在同一战线上。他认为作为一名医生,就是要一切为患者着想,只收取需要的费用即可,切忌胡乱收费。

由于医德好、收费低,程莘农的诊室前总是门庭若市。他从事中医针灸临床数十年,深谙传统中医针灸理论,善于治疗内科、妇科疾病及各种疑难杂症,特别是对中风、偏瘫、高血压、面瘫、坐骨神经痛、功能性子宫出血等疾病的临床治愈率和有效率很高,但是不管是多么严重的病,不管需要耗费多少精力,程莘农的挂号费永远只是1元钱。多年来,经程莘农针灸治疗过患者有10万人次之多,其中一些病例一直被业界称颂,也创造出了一个个中医针灸"神话"。但是,程莘农对这些褒扬从来不招摇,他依旧坚持着自己对患者最初的无微不至的关爱。

程莘农对患者的关心和爱护,是从恩师陆慕韩先生那里学来的。在陆慕韩的言传身教下,他逐渐成了一个视患者为上帝的针灸医生。在几十年的行医过程中,他也像恩师陆慕韩一样,看病不分高低贵贱,一视同仁,都用精湛的医术给予治疗。程莘农这种甘于奉献的高尚医德,不仅影响了身边的人,还给后辈更多的精神勉励。大家看着程莘农为患者操碎了心却没有半句怨言,反而乐在其中,自己也在不知不觉中学习了程莘农的品质。

他对那些囊中羞涩又羞于启齿的患者也有一套周济的办法,那就是少收费。每逢遇到患者带的钱少付不起治疗费时,程莘农就不收或少收治疗费,有时还帮助患者垫付药费。现代社会,涉及利益问题,能有几人像程莘农这样淡然,但是他却说得那么云淡风轻。就是因为这种无私的奉献精神,程莘农无愧为一代国医大师。

程莘农的奉献精神在对待患者的态度上也有着深刻体现。在程莘农眼中，患者不分三六九等，他们全都是期待着痊愈的患者，而他一向坚持平等地对待每一位患者。程莘农从不贪慕达官显贵，也从不轻视平民布衣，他经常说："上至达官贵人，下至走卒贩夫，所谓三教九流之人，在我这儿都是一样。"据他的学生纪晓平回忆："记得20世纪80年代，有位自称"高官"的患者要求先看，程莘农说："不管你什么官，也要按顺序就诊。"结果那位所谓的高官只得按部就班地挂号排队，程莘农就是这样一位不会损害其他患者一丝一毫利益的大师。正是程莘农高尚的医德，让不计其数的患者由衷地敬佩和称赞。

数十年如一日，程莘农坚持自己的门诊1元挂号，并且甘于为患者奉献，即使他的社会地位已经足以令他侧目一切，但是程莘农依旧如一，对患者、对中医针灸事业的赤子之心从未动摇过。

二、老骥伏枥，有求必应

已经两鬓斑白的程莘农早就过了退休的年纪，但是倔强的他就是不服老，坚持在医学第一线继续为患者服务。在他的眼里，医生没有退休这一说，自身的医术是伴随终身的，只要自己还有能力，就没有理由错过任何一个能为患者消病解难的机会。所以，年过古稀的程莘农依旧坚持着上班、坐门诊、为学生传道授业，就像是一个永远不会停止旋转的陀螺，但愿为针灸事业奉献一生，甚至是透支的工作。

程莘农并没有因为自己已经拥有诸多荣誉就减少工作量，而是和其他医生一样，坚守在最基层的工作岗位上，由于他的名气大、医术高，所以专门来找他求诊的患者数量都多于其他部门，程莘农对此不但不会感到反感，反而是有求必应，甚至有的时候工作量还要超过比他年轻的医生。

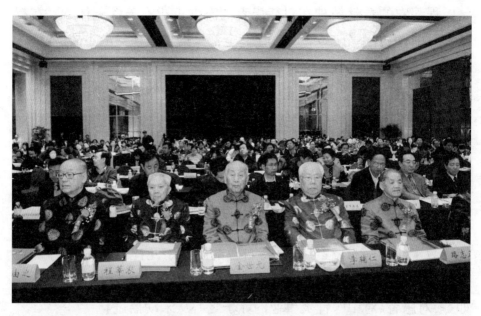

2009 年，程莘农参加首都中医药发展大会，荣获"首都国医名师"称号

　　20 世纪 70 年代初，一位衣衫褴褛的坐骨神经痛患者风尘仆仆地来到北京中医学院附属东直门医院门诊楼，前来找程莘农求治。这时已经将近 12 点，多数医生已经下班准备吃午饭了。因为是第一次来京，人生地不熟，患者只好不断找人打听。说来也巧，他看见一位医生走过来，就上前打听，此人正好是程莘农。程莘农见来者十分狼狈，心生怜悯之意，一边搀扶患者，一边说："我就是程莘农，快到我诊室去吧。"来到诊室后，程莘农立即让患者坐下，认真进行诊断，根据患者介绍的情况和自己的诊断结果，取出了七根针灸针，分别在环跳、阳陵泉、承山、昆仑、悬钟等穴进针，留针二十分钟后起针，然后才让患者离去。临走时程莘农还提醒他："明天早点来。"前后半个多小时，直到患者走后，程莘农才去吃饭。患者不但没花挂号费，连治疗费也没交一分钱。经过两个疗程的治疗，患者基本痊愈，临别时专程来到诊室，扑通跪倒在程莘农面前，万分感激地说："俺乡下人也不会说什么好听的话，就给您磕几个头，表示一下心意吧。"程莘农连忙把

他扶起来，连说："不要这样，治病救人是我的职责，用不着谢的。"这样一句朴素的话，却包含着程莘农对患者的无限关切。程莘农草草整理一下，便回家吃午饭了，饭后只休息一会儿，下午便开始写作或者审稿。

随着年岁的蹉跎，程莘农的身体已经大不如前，但是他依旧保持着饱满的工作状态，仍旧醉心岐黄，耕耘不止。程莘农就是这样，坚持退而不休，继续为中医针灸服务。他曾经说过："只有在自己的工作岗位上，自己才觉得最踏实、最舒心。那些患者就是因为信任才专门来找我治病，就绝对不能辜负了他们。"

三、谦逊自持，终身学习

程莘农虽然是院士，但从来不自满自足，总是博采众长，融会贯通。只要有一技之长的人，他定当移樽就教。程莘农说过："我从医几十年，从不敢说大话。只要我不如别人的地方，就直接向别人请教，我自己有什么好经验，也肯定尽量都教给学生们。"

他常常对学生们说："我从来不反对拿来主义。取他人之长，为我所用，是提高技艺的一条捷径。只要不据为己有，承认是人家的成果，就不违背医德，而是医德高尚的一种表现。"

焦勉斋用外关穴、后溪穴治多颈项痛，杨永璇用肩内陵穴治疗肩关节痛，单玉堂善用郄门穴治疗疔疮……等，这些都成为程莘农"拿来"的医术。有一位半工半医的吴姓医生，用保心法（大陵穴、神门穴、内关穴）治疗一些疑难杂症，留针两小时之久，以疗效明显著称。程莘农不耻下问，虚心向吴医生求教，学会了保心法，也掌握了运针技法。他用此法治疗癫狂症甚有效果。针灸治疗手法多达百十种，其中，程莘农认为杨济时先生手法很有功夫，于是向其请教，杨济时当即为程莘农针合谷穴以示范，传感可走向手太阴肺经、可走向手阳明大肠经、可走向手部，随病症而运用自如，程莘农如法示之，其效果也相同。凡此种种，只要有一技之长，程莘农定会登门求教，一针一师，一穴一师，一德一师，不断吸取他人长处，以使自己医技精进，更好地为患者服务。程莘农这种"活到老、学到老""学而不厌、诲人不倦"的精神，激励着我们针灸后学以他为榜样，努力成为一个终身学习型人才。

作为"国医大师"，程莘农的伟大之处还在于他终身学习的精神。多年以来，他坚持自费订阅各种报纸和学术期刊的数量为全所最多，直到去世前，每年报刊费仍在 2 000 元以上。每遇自然灾害和希望工程捐款，他也总是慷慨解囊。他平时生活相当简朴，两袖清风、蜗居陋室，但只要有书相伴，便不改其乐。如今他的居室已成为书屋。

虽然位居学术泰斗的位置，程莘农仍然认为，作为一名治病救人医生，还是需要终生不断地学习。众所周知的是，要做医生，培训周期相对很长，需要将理论知识和治疗患者的临床医学实践进行有机结合，这样才能做到游刃有余。万变不离其宗，任何临床病例都可以从理论中挖掘到其本源，进而探寻到行之有效的治疗方法。而且在程莘农看来，任何知识都是在国际范围内不断地更新与发展，医学更是随着现代科学的不断增加而发展。所以，程莘农总是说，必须在不断地学习中去充实自己，才能达到自我提升与发展，才能真正为中国的中医事业奉献绵薄却独特的力量。故而程莘农坚持这样一种观念，作为做学问者，必须培养自学的能力，并建立行之有效的自学方法。应该把每个个别的病例都作为一堂生动的实践课，不放过任何一个容易被忽略的细节，以小见大。只有这样，一个人的医学知识体系才会在修剪与新生中枝繁叶茂。

在学习的这个问题上，程莘农始终坚持提高医术的要旨是能甘于寂寞。特别是从事医学科研工作的学者，要有吃苦耐劳精神，才能集中精力,避免外界的干扰与影响,程莘农自始至终都在践行着这一思想。从年轻的时候为了研究穴位,程莘农肯脱光了衣服让别人在自己身上做实验,直到功成名就时,依旧甘于寂寞,不为功名所迷惑,继续秉承着终身学习的意志,直到最后。

程莘农又是一个善于且勤于思考的人。他认为,要想做一名真正卓越的医师,就必须注重对缜密的医学思维的培养,只有做到这一点,才会有条不紊地兼顾临床与科研工作,才能够提高工作效率,减少工作中出错的频率,练就精湛的医术。只有善于思考,才能够总结并提出新的问题,促使自己不断进步。程莘农在编纂教材的时候,经常连续几个昼夜地伏案思索,领衔编写了《中国针灸学》,成为风靡海内外的国际针灸教材,为针灸事业的发展和国际传播作出贡献。

程莘农敢于探索、勇于实践的精神给医学者以激励与鞭策。针灸这门学科是极富实践性的学科,人体的穴位细密分布,在针灸医生的临床实践中容不得半点差错。程莘农长期从事临床一线工作,并在此过程中不断学习与进步,获得并提高了针灸技能。通过程莘农的研究与探索,形成了独到的"三才针法",对经络与腧穴的独到见解也是在不断地实践与探索中获得的。程莘农在针灸的探索中始终秉承着实事求是的原则。他认为,作为医生,关系到人的切身健康,必须坚决反对弄虚作假。程莘农在理论研究和临床实践中,一直奉行实事求是的原则,把真理当作做学问的最终目标,对患者的苦痛也能够感同身受并尽力而为。程莘农不浮躁、不功利,始终把自己当作一名普通的针灸医生,并且将这样的理念灌输给自己的学生和子女,令人深感敬重。

程莘农参与了大量社会团体活动,曾兼任国务院学位委员会学科评议组成员、中国针灸学会副会长、中国国际针灸考试委员会副主任委员、中国医学基金会常务理事、中华针灸进修学院名誉院长、中国老年学会传统医学分会理事长等。早在 20 世纪七八十年代为中国针灸学会、世界针灸学会联合会的成立作出了大量贡献。对此,世界针灸学会联合会主席邓良月给出了这样的评价:

"国医大师程莘农院士,是新中国针灸事业的开拓者之一,他不仅在针灸科研、临床、教学等方面作出了重要贡献,而且在促进针灸走向世界也作出了杰出的贡献。曾经,为了应对国际针灸的发展,在世界卫生组织的帮助下,经历数年的筹备,在北京成立了世界针灸学会联合会,其中有程莘农院士的付出的努力;作为世界针灸学术委员会的资深专家,程莘农院士多次担当了世界针灸学会联合会学术委员会主任委员,在世界针灸学会联合会的学术发展、人才培养等诸多方面都留下了程院士的辛勤汗水。今天,我们不仅要传承程院士的学术思想,还要传承他的针灸事业观、针灸大局观,站在历史和战略的高度发展针灸医学,弘扬中华文化。"

从意气风发的少年到白发苍苍的老者,程莘农始终致力于中医针灸事业的发展与传播,同其他针灸学者一道,将中国传统针灸的种子播撒到了全国乃至全世界!

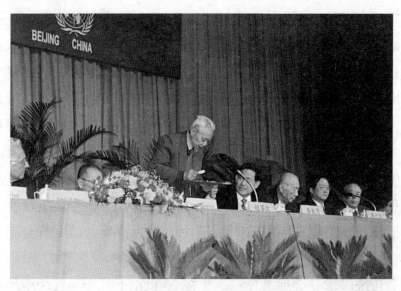

1997年,程莘农在北京参加世界针灸学会联合会成立十周年学术大会并致辞

四、推崇笔墨，亦针亦文

许多人知道程莘农医术了得，却鲜有人知道他的书法也是上乘。他认为中医开方子，不但药效要好，而且字要秀气。程莘农6岁时悬腕端肘，随父习字，功夫不负有心人，通过辛勤努力，终于练出了一手好字，尤以隶、行、楷字见长，成为享誉当地的书法大家。他在写字中，大则一个字可写三、四尺之大，小则字如蝇头，随心所欲，挥洒自如。程莘农一直保存有蝇头小楷唐诗一卷，达三万余字。1948年他加入中华全国美术会成为会员，又加入上海市中国画会，成为外府会员。1979年加入中国书法家协会成为会员，加入北京中国画研究会成为会员，1996年被聘为国家中医药管理局杏林书画会名誉顾问，1997年被聘为卫生部老卫生工作者书画研究会名誉会长。其作品曾流传日本、美国、英国、法国、德国等国家。作品中有的被选刻于河南省开封市"翰园"碑林中。在庆祝香港回归时，程莘农的书法作品，被全国政协书法室收藏。

得益于书法的影响，程莘农强调，持针、进针、运针的指力是针刺手法的基本功，贯穿于整个针刺过程中，包括持针方法、进针时的用力方向、针刺角度、行针力度和频率等，与疗效直接相关。正如《黄帝内经灵枢·九针十二原》所曰："持针之道，坚者为宝。"持针之手要指力实而腕力虚，以右手拇、示二指持针，中指指端靠近穴位，单手进针，为三才针法的动作基础。进针时指力和腕力必须配合好，悬指、悬腕、悬肘、切循经络，针随手入。运针时要具有《黄帝内经》所说的"手如握虎"之力，运神于指，针刺病所，方能"伏如横弩，起如发机"，收到良好的治疗效果。

许多病症在程莘农手下能够取得疗效，与指力不无关系。他指出，只有持针、进针、运针的指力练就好，才能力贯针尖，丝丝入扣，恰中病机;能否顺利进针并不取决于手指力量的大小,而是取决于手指力量是否作用在针尖上,用力方向是否与进针方向一致,即是否能够做到力贯针尖,如果不能,力度越大,反而越容易弯针。

一次,在中华儿女传统医学国际青年学术会议上,程莘农作为评委,用巨笔手书了一个"龙"字,象征中华民族气吞山河之势,此字一气呵成,气势磅礴,力贯千钧,墨迹所至似有翻江倒海之气概。

会后应获奖论文作者要求,每人只愿得到程莘农的一幅字。为遂众望,程莘农当夜与著名中医儿科专家刘弼臣字斟句酌,拟好内容,挑灯夜战,连写七八张,直到夜深。第二天,每位获奖者都得到了程莘农和刘弼臣写的字,满意而归。

1981 年,程莘农书写的隶书作品《春日》

五、淡泊名利,修身为本

就如同大家所了解的一样,当选院士可不是一件简单的事,必有开创性的贡献和过人之处。院士是国家所设立的科学技术方面的最高学术称号,是一个人的终身荣誉,也可以说这是所有学者毕生追求的至高荣誉。但程莘农对此却看得很淡。当提到这个荣誉的时候,程莘农的回答确实让人颇感意外,好像院士的称号和他毫无关联一样,面对这样的称谓，他总是会说："我也不知道为什么会当选院士的！说白了就是山中无老虎，猴子当大王，瘸子里面选将军吧"。所以，程莘农对于别人对他"程院士"这样的称呼从来不以为意，而是更喜欢别人亲切地叫他"程医生"，年轻的学生或者患者称他"程老"。面对这样极高的学术成就，能够表现出如此荣辱不惊的淡然心态，一定是需要十分深厚的岁月积淀和高深的素质修养才能达到的境界。其实，程莘农在针灸的教学、临床、科研、行政管理等方面都做了很多奠基和开创性的工作。我国第一本针灸学教材《简明针灸学》就是他主编的。这本书被翻译成多种文字，并成为国外针灸医师考试的蓝本。他对元朝的"三才法"加以改进，按照"浮中沉（天人地）深浅的不同，形成了自己独特的针灸手法，即"程氏三才法"，该法简巧利索，气至速达，所以效果神速。程莘农还特意向记者强调，别人叫"程氏三才针法"，他自己却称作"改进三才针法"。

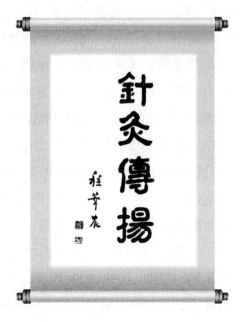

程莘农的书法作品

程莘农是个性格很倔强的人,经常跟别人因为学术上的事而争论不休。在旁人看来程莘农肯定很生对方的气,但他却不以为然,认为在学术问题面前人人平等,大家各抒己见,畅所欲言,这样才能"百花齐放、百家争鸣",而且程莘农还认为事情过去就过去了,生气来,生气去,最后难受的还是自己,又何必拿别人的错误惩罚自己呢。

在程莘农看来,"怒"往往是人的愿望没能得到满足,这种挫折是受到了恶意的破坏,因而发泄一种不满情绪。由于每个人的体质不同,性格迥异,所以在遇到不满的时候,不同的人发泄的方式也不一样。性格暴躁的人会拍桌子瞪眼睛,怒发冲冠,甚至咆哮吼叫,我们称为暴怒;性格内向的人则含羞忍辱,默默地生气,这种属于郁怒。无论什么样的生气,都要有一定的限度,适当的生气,发泄一下有助于肝的疏泄,是一种正常的情绪,但是这种发泄如果太过(暴怒)或是不及(郁怒),就会影响肝的功能。虽然在自己看来,做错事的一定是对方,但生气发火并不能解决问题,气太过,火太大,受伤的往往是自己。别人的错误要用自己的健康买单,岂非太过冤枉?

对于针灸界的个别庸医和那些不求上进的医生,程莘农非常气愤。他曾愤愤不平地对自己的学生说:"中医说理、法、方、药;针灸呢,我们说理、法、方、穴、术,所以学习针灸不是那么容易的,也要符合中医理论。现在,我们针灸的地位为什么这么低? 看一看实际情况你就明白了。很多针灸医生只能掌握二三十个穴位,只对一些常见的穴位会扎针,对疗效心中一点把握都没有,不过就是赤脚医生的水平,虽然他能够针灸,也能治病,但他只是扎针施灸啊,不会开方子,不会辨证。针灸的地位怎么能上去呢?"

每说到气愤处,程莘农那修长的手,都要握成拳头,捶着手边能够触及的一切物品,比如桌子、椅子的把手;或者用他的拐杖用力地叩击地面,叩得咚咚作响,眼睛瞪得溜圆。这些场面,通常在谈到中医、中医人不争气时,就会出现,气愤劲儿过去了,他就又呵呵地笑了起来。程莘农的性格,更像一个孩子,易于简单的喜怒,安于清贫的生活。

六、养生有方，怡然自乐

民以食为天，健康的身体源自均衡的营养。我们需要给身体提供多种食物，进行合理调配，做到饮食有节，才能保证体内气血的充足。

水能载舟，亦能覆舟；药能治病，也能害人。食物与人体的关系也是这样。程莘农认为食物用对了，五味益五脏，用得不对，五味可伤及五脏，其关键就在一个"合"字上，也就是相宜，五味与五脏要相宜，五味与四时变化要相宜，五味之间也要相宜，五味在食量上还要相宜。"合五味"可不是简单地五味杂食，而是要遵守《黄帝内经》中讲的"毒药攻邪，五谷为养，五果为助，五畜为益，五菜为充，气味合而服之，以补精益气"，具体地讲就是杂食要体现"五谷宜为养，失豆则不良；五果当为助，力求少而数；五畜适为宜，过则害非浅；五菜常为充，新鲜绿黄红。"

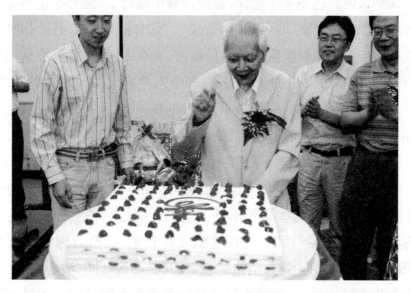

2008 年，中国中医科学院针灸研究所的同事、领导、老朋友为程莘农庆祝生日

此外，程莘农还主张"饮食要清淡""食温则心更暖""饿了再吃，不可勉强进食""吃饭要专心，要有好心情"。

《黄帝内经》上说："上古之人，其知道者，……食饮有节，起居有常，不妄作劳，故能形与神俱，而尽终其天年，度百岁乃去。"如果"起居无节"，则"半百而衰也。"

起居有常是要求人的日常生活作息有一定规律，并合乎养生的法则，劳逸结合，不违背常规。但是大千世界，人生百态，各人有各人的经历和造化，同样长寿的人却有着不同甚至是迥异的养生方法。记得中央电视台的一个电视节目曾采访程莘农，问他有没有什么特殊的养生方法。他只说："没有什么特别的方法，只要做好自己就好。"然后他进一步说："每个人有每个人不同的生活习惯，只要遵循自己的生活习惯，不盲目地去改变自己长期以来的习惯，就会长寿。比如，有些人就是喜欢吃辣的，但是如跟他说，辣吃多了不好，让他猛然断掉这种生活习惯，不但对他的身体没有好处，还会因为他身体的不适应，而出现问题。所以说，千人千法，做好自己即可！"

程莘农说自己不在乎吃穿，觉得钱够用就行了，他的家是不足六十平方米的普通两居室，取名为"暗香楼"。室内非常朴素，甚至相对于他针灸泰斗与中国工程院院士的身份而言，实在太过简陋，但堆满在角落里的书籍、材料散发出的淡淡书香，却令人神清气爽。他的小屋，仅十余平方米，简简单单的，一张桌子，一台电视，一张床，三面书柜，文房四宝，银针艾条而已。而须发皆白的程莘农却毫不嫌弃，安于清贫。人们感叹，老先生的养生之道，不正是道家所提倡的"抱朴守初"吗？

他淡薄名利，不居功自傲。在不少的媒体报道里，他被称为学术泰斗，但他却认为，这些名誉不是给予个人而是给整个针灸界的。他具有清雅高洁的品行和广博深邃的文化底蕴，强调对内在精神的调养，既要注意意志的锻炼，情绪的稳定，又要心胸开朗，清心寡欲，方能减少和防止情志的刺激，从而达到祛病延年长寿的目的。正是这种精神，才使出身于中医内科的他意外转行后仍能成为一代针灸大家，九十多岁高龄的程莘农仍活跃在针灸学领域。

为了抢时间，程莘农几十年来每天只睡四五个小时；他爱发火是众所周知的，他经常在公开场合与人争论时拍桌子；他的学生说"程老师一天能吸两包烟"。尽管有这么多常人眼里的"坏习惯"，但在每年的体检中，程莘农除了血压稍高外，其他指标一切正常。他笑着说："我没有什么养生秘诀，没时间健身，就把每天上下班来回走路当作健身。"不过他还是总结出自己的几个原则：一是不生气；二是吃饭吃九成饱；三是不轻易改变原有的生活习惯；此外再加上亦针亦书，以此为乐，修身养性。

他向人解释这几个原则时说："第一，我向别人拍桌子，那不是真的生气，大喊大叫之后我就忘了。我说的不对，别人不当场与我辩论那是他的问题；别人说的不对，我就要当场和他辩论。第二，'要想小儿安，须留三分饥与寒'这句话对所有人都适用。我每顿只吃九成饱，就是要让肚子里不要有滞，这样就算感冒也不会有大问题；如果每顿吃太多，消化不了的东西就会在肚里产生滞，一旦感冒就会很麻烦。第三，像陀螺般的作息规律，我几十年如一日地坚持着。所有长寿的老人生活习惯没有一样的，有人吃素，有人吃肉，最重要的就是不轻易改变这些已经形成的习惯。功名利禄都是过眼烟云，不要刻意追求，一生平安才是福。"正所谓："养生就是培养自己良好的生活习惯"。

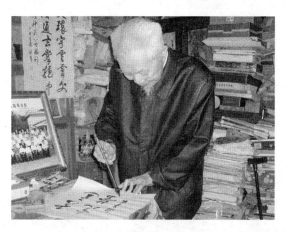

沉浸于书海中的程莘农

　　七十多年来，程莘农经历和见证了新中国中医药事业的发展，他坚信作为医生，"非仁爱不可托也，非聪明理达不可任也，非廉洁淳良不可信也"。程莘农对患者倾心相助，对学术无私奉献，对工作精益求精。无论大事小事，总是大爱在心，激情四射。他是针灸界的第一位中国工程院院士，中医界第一位中央文史馆馆员，历任中国人民政治协商会议第六，七，八届全国委员会委员，曾担任国家攀登计划"经络研究"首席科学家，主持过多项相关的重大课题研究，提出了许多重要的学术思想和观点。

编　后　语

学术思想　临床经验

国医大师程莘农院士是中国针灸事业的重要奠基人和针灸国际传播与发展开拓者之一，不幸于 2015 年 5 月 9 日逝世，这是我国针灸界和科学界的一个重大损失。我们为失去这样一位德高望重的中医针灸大家而倍感悲痛！程莘农院士，中国中医科学院荣誉首席研究员，教授，主任医师，博士生导师，中国工程院院士，中央文史研究馆馆员，第六、七、八届全国政协委员，享受国务院政府特殊津贴，首届国医大师，"中医针灸"入选《人类非物质文化遗产代表作名录》代表性传承人，中国北京国际针灸培训中心名誉主任，中国中医科学院针灸医院名誉院长，中国中医科学院针灸研究所原经络临床研究室主任，针灸教学研究室主任。作为中国中医科学院国医大师程莘农院士传承工作室的工作人员和学术传承人，我们有幸直面感悟老师的风范，并多次聆听过程莘农教授的学术报告以及他对针灸学科的现状及未来发展的许多精辟论述和极富创造性的真知灼见。

我们常常思考，中国中医科学院针灸研究所是世界卫生组织传统医学合作中心，是目前中国最大的针灸科研单位，针灸研究所针灸学科被批准为"国家中医药管理局重点学科"，每年均有大批高水平的科研成果和学术论文涌现，学科整体水平处于国内领先，这其中经验很多，但我们认为其中非常重要的一条，就是针灸研究所有幸拥有一位德高望高、学识渊博、勤奋严谨、高瞻远瞩、胸怀宽广、德技双馨的国内外著名的中医针灸大家——程莘农院士。

我们哀悼和纪念程莘农院士最好的方式就是把这位老科学家、中医针灸专家为我们创造的宝贵精神财富继承下来，把他为之奋斗一生的事业继续发展下去。程莘农教授学术思想研究是传承工作室的主要研究内容，程莘农教授的学术思想和贡献主要有以下几个方面。

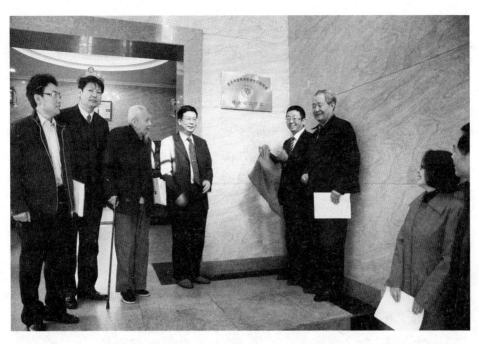

2007年，中国中医科学院启动第一批著名中医药专家学术经验传承博士后研究项目，杨金生博士后进站工作，图为曹洪欣院长、朱兵所长等专家为程莘农院士博士后工作室揭牌

一、依经据典，发古解难，
发微经络腧穴理论

程莘农在针灸理论、临床治疗、教学科研等多方面的贡献，同他一生的治学严谨和勤奋是分不开的。认真务实精神是程莘农治学的体现，他指出，无论做人、做学问，都必须认真务实。本着这种精神，他认真对待经络的研究，客观务实。20世纪60年代后，程莘农将研究重点放在了经络研究上，他主持完成的"经络体表循行81例研究"是我国早期经络研究的代表。20世纪70年代起，程莘农开始进行循经感传的研究，他证明了循经感传的体表循行路线与古典医籍记载基本一

致,为"经络"的存在首次提供了结果明确的客观证明。"八五"期间,程莘农被聘为"经络的研究"项目首席科学家,从人群普查、各种生物学指标研究以及现代物理学(如声、光、电、热、磁、核等)研究方面进一步证明了经络的客观存在。

程莘农主张现代经络实质研究要客观务实,应用历史和科学的眼光看待经络学说,区别对待"经络"现象与经络学说,客观认识经络与现代解剖生理结构的相关性,同时还应与临床结合,重视腧穴、病症在经络实质研究中的地位。

此外,程莘农对《黄帝内经》《难经》等中医典籍研究颇深,认为先有《黄帝内经灵枢》,后有《黄帝内经素问》,并从先秦诸子书中追溯了《黄帝内经》理论的渊源,概括《黄帝内经》十二经病候证治规律,总结考证"五输穴"和"八会穴"的特点,撰写出《难经语译》《难经概述》《骨会、髓会穴名考》等文章,阐述了六阴经有原论、八脉交会穴与心、脑、督脉辨证关系论。他主持和参与的研究项目获多个奖项,其中《十四经穴点穴法》荣获卫生部科学技术进步奖乙等奖,"循经感传和可见的经络现象的研究"荣获国家中医药管理局科学技术进步奖一等奖,"经络的研究"获北京市科学技术奖二等奖。

二、创立理、法、方、穴、术的
针灸辨证施治体系

程莘农特别强调:"要精通针灸,必须重视中医基础理论的研究,要在中医经典著作上下功夫,博览群书,不断提高中医学术水平",在临床上则强调针灸与汤药并重,提出"针药一理、穴药同效"的理论,类比气海穴、关元穴效如黄芪、党参,百会穴功似升麻;系统地将中医理、法、方、药理论应用到针灸学科,创立理、法、方、穴、术的针灸辨证施治体系——"缘理辨证、据证立法、依法定方、明性配穴、循章施术"。理:依病候部位,考经脉循行,归经辨证;法:依病证立法,善用补泻温清升降六法;方:依治法定方,君臣佐使,大小缓急奇偶复;穴:依处方选穴,主穴配穴,随症加减;术:依穴定术,三才针法,因人而异。如此不仅创立理、法、方、穴、术的针灸辨证施治体系,而且丰富和完善了中医理论对针灸学科的指导和应用。

三、改良三才针法,强调得气至上以提高针灸临床疗效

　　程莘农在七十余年的临床实践中,形成了自己独特的针刺方法——三才针法。包括三才选穴、动手探穴、指实腕虚持针法、三才进针法、震颤补泻法和飞旋行气法,三才一体,得气为先。程莘农指出,针刺时要辨证确定三才针刺深浅,灵活掌握针刺方向,通过提插、捻转和震颤三种得气手法的配合,实现补泻,气至病所,对针灸提插捻转补泻的强度进行了量化,对针刺深浅、方向、提插、捻转和震颤等操作要点进行客观表述,形成了"程氏三才针法"。

　　重视临床疗效,得气为上、以用为本是程莘农的治病之道。他指出,针刺欲取得效果,首先必须得气。进针的最终目的是寻求针下得气,在运用手法的同时,更要注意针下得气,气至才能生效。得气之时患者有针感,医生手下也应该有得气感。针感以直接刺激的感觉为主,所以有时有针感不一定是得气,此时可停针待气,若为了单纯追求针感而反复提插,结果虽然有某种"针感",但却可能打乱气机的正常运行,疗效往往不佳。另外,医生若不细心体察针下情况,而以追问患者

的感觉为主,这样,就会心中无底,疗效很难保证。

四、完善病候部位和经脉循行相结合的归经辨证取穴原则

程莘农对内科、妇科等病症的诊治独具特色,创新了中医针灸对许多疑难病症的诊治思路,总结了据症取穴、压痛选穴、病症结合选穴、原络配穴和俞募配穴和奇经八脉证治经验,并创立了在临床上所特有的"一窍开百窍开法"、"通调四关法"、"八穴镇痛法"及"程氏三才针法"等,这些在学术上独树一帜。其中据症取穴,即审症选穴,强调症穴相宜,如"一窍开,百窍开,窍闭不开取百会";压痛选穴法,即取压痛点作为针灸治疗点的方法,主要包括穴位与非穴位压痛选穴两种;病证结合选穴即中医辨证,西医辨病,病证相参配穴;原络配穴法,根据脏腑、经络的表里关系进行配穴;俞募配穴强调俞穴在背部,募穴在胸腹部,主张前后配合。程莘农主张在临床实践中要做到,一要认证主穴不移,配穴灵活加减;二要按照体位变化,重视骨度取穴;三要学习他人用穴,注重实际效果。

五、领衔编著《中国针灸学》规范教材,开拓针灸国际教育

为推动针灸走向国际,扩大针灸在国际上的影响,自 1975 年开

始程莘农便全心倾注于国际针灸教学工作,是针灸国际培训的倡议者、开拓者和践行者。在国际针灸教学中,教材问题需要首先解决。程莘农十分重视针灸教育的建设,带头编写针灸教材。他亲自撰写和主编了《中国针灸学》《针灸精义》《中国针灸学概要》、《针灸学讲义》《针灸疗法》等国内外各种版本的初、中、高级针灸教科书。《中国针灸学》一经问世便风靡海内外,成为包括美国在内的许多国家针灸水平考试或针灸资格考试的指定教材。在长达二十几年的时间内,由程莘农主编的《中国针灸学》再版了几十次,被译为多种语言的教材,并一直是中国国内国际针灸教学的教材,是欧美各国的中医学子们认识和学习针灸的入门向导,这使得程莘农和北京国际针灸培训中心声名大振。

针灸传扬是程莘农最大的心愿。几十年来,程莘农始终坚持自己花钱购买笔墨纸砚,为中国北京国际针灸培训中心每一届结业的外国学员们赠送他亲手书写的一幅幅书法作品——“针灸传扬”。现在程莘农的字已经挂在 100 多个国家地区、近万名学员的诊室里,程莘农期冀“针灸传扬”这四个大字,能把医者的责任与精神传及后学,也鞭策他们继续将针灸事业发扬光大。数十年的辛勤耕耘,使其桃李满园尽芬芳,学生遍及国内外各地。于 1986 年获得中国中医研究院颁发的“优秀教师”证书、卫生部医学科学委员会颁发的荣誉证书,1988 年荣获中西医结合研究会颁发的“荣誉教师”证书。

程莘农教授在他七十余年的教学、临床、科研生涯中,经历丰富,成就卓著,贡献杰出,德高望重,远非是这篇几千字的短文就能将其全部概括了的。程莘农教授的不幸逝世,使我们失去了一位好师长、好前辈。让我们化悲痛为力量,继承他的崇高思想和品德,团结一致、奋力拼搏,努力实现发展针灸事业,完成中医针灸传扬世界的宏伟目标,以此告慰程莘农教授在天之灵。

程莘农教授的精神永远激励着我们! 程莘农教授将永远活在我们心中!

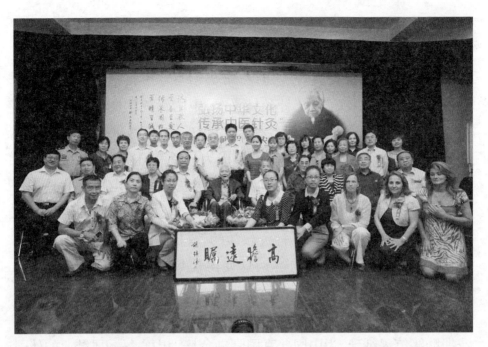

2012年,国医大师程莘农院士学术思想传承大会在北京国子监召开,探讨针灸的传承和发展模式

附　录

附录一　程莘农院士学术成长之路

一、学术探源

（一）家学影响

程莘农家族世代业儒，是书香门第的旺族。其高祖程师杰，曾祖程大镛，均系一代名儒，叔祖程振六是当地名举人，并将程家所居水渡口寓所的巷子易名为"集贤巷"，父亲程序生为清朝末期最后一次科举的秀才，是当地有名的私塾先生，门人弟子很多，当时淮阴大多的士绅名流多出自其门下，是名副其实的书香世家。家庭的熏陶和孩童时期的传统文化教育与程莘农的成才密不可分。

程莘农是"麒麟贵子"，其父五十得子。按家规，程莘农6岁时即开始接受文化教育，由父亲亲自讲授四书五经等书，并在父亲要求下开始悬臂端肘习练书法。四书五经的儒学底子正为其医学学习奠定了良好的基础。

医与儒，虽是两门不同的学科，但在古代常常是伯仲难分的。中国自古就有"医儒同源"之说，"儒"是医学的基础，为学医创造了便利条件；医是"儒"的延伸，所以又说"儒是基础医是楼"。自从元代戴良在《九灵山房集》一书中提出了"医儒同道"的观点之后，人们习惯于把"医"与"儒"相提并论。文中说:"儒识礼仪,医知损益。礼仪之不修,昧孔孟之教。损益之不分,害生民之命。儒与医岂可轻哉?儒与医岂可分哉?"所以自古就有把读书或教书之人与医生齐名尊称为"先生"。由儒从医、文仕通医是古代中医传承中的特色之一,也说明了中医与传统文化的密切关系。

1931年,中国时值抗日战争时期,有感于世事混乱,其父一改让程莘农业儒出世之初衷,遵照"不为良相,便为良医"的中国古训,转而改教他读医书。其时,程莘农10岁,其父亲自教读《医学三字经》《汤头歌诀》《脉诀》《黄帝内经》《难经》《本草纲目》《本经疏证》等中医经典著作。相对于四书五经,年幼的程莘农反倒觉得医书更有趣味更容易学,因此读得兴味盎然;其时,四书五经的儒学底子正为其医学学习奠定了良好的基础。

中医学植根于中国传统文化,无论是理论基础,还是思维方式,都与中国传统文化有着天然的一致性,如气、阴阳、五行学说等,整个传统中医理论体系都是以中国传统文化的若干范畴为理论基础的,可以说没有中国传统文化,也就没有现有形态的中医理论。"问渠那得清如许,为有源头活水来。"可见,中医离不开中国传统人文文化教育传播,离不开人民群众对中医药知识的知晓率、敬畏感和特殊需求;中医药若离开文、史、哲等文化的滋养,中医的本体思维、价值取向、发展规律都将被扭曲,中医理论难以得到健康稳定发展,中医药从业者终究难成为一代中医名家。因此从某种意义上来说,中医的文化研究是中医传承发展的重要推动力,应当重视和加强中医药学科学与文化价值观的传承与中医药知识的普及教育。

(二)拜师学医

程莘农拜师陆慕韩初习临证以及在江苏省中医进修学校学习期间跟随孙晏如和李春熙系统学习针灸,对其一生影响最深。

程莘农虽然经过几年古典医籍的诵读和学习,掌握了一定的中医理论知识,然而,中医学是实践性非常强的一门学问。"熟读王叔和,不如临证多",父亲程序生深知中医临证实践的重要性,几经辗转,1936年,年仅16岁的程莘农终能拜陆慕韩为师。陆慕韩的父亲为陆耀堂,曾师从周金杨。陆氏三代均为治疗温病的专家,声震一方。程莘农拜师陆慕韩,初习临证,把书本上的知识首次运用于中医临床治病,在三年多的时间里,广泛接触温病、妇科以及内外各科杂病,基本上掌握了常见病的中医药治疗,并进一步理解了中医辨证论治的临床规律,注重理、法、方、药和君臣佐使,尊师据典,这为以后提出针灸辨证理、法、方、穴、术的观念打下了基础。如他本人所言,中医针灸,就是要在中医理论指导下进行针灸辨证论治。中医辨证思想对其针灸治病的学术影响正是来源于此。

　　程莘农在江苏省中医进修学校学习和带教期间,江南针灸学派众多,学术气氛活跃,当时承淡安、叶橘泉任江苏省中医进修学校校长、副校长,医术高超,声望较高,为当地名医。程莘农深受师长影响,发奋图强,虽然只是聆听,却非常受益。对他从事针灸事业影响最深的莫过于孙晏如和李春熙。

　　孙晏如重视经络学说和循经取穴,尤其重视经络学说临床应用,他常常以经云:"知其要者,一言而终,不知其要,流散无穷。"教导后学,启发后人一定要通晓经络,熟识穴位,他认为经络学说是古人几千年来,从长期的临床实践中所发现的原理和治病规律,不是凭空臆想出来的,而是有它客观存在的物质基础。不认真研究经络,将会有废经存穴的倾向,针灸只能成为一种治疗手段,疗效将得不到提高。并提出:要发扬挖掘古人的学术和宝贵经验,经络是值得研究的,决不可轻易地放弃,在临证时强调辨证施治、循经取穴,"宁失其穴,毋失其经,按经用穴"。受其影响,程莘农在临床上提出了归经辨证主张,明确诊断,提高疗效。另外,孙晏如重视中医基础理论的研究,特别强调:要精通针灸,必须重视中医基础理论的研究,要在中医经典著作上下功夫,博览群书,不断提高中医学术水平。在临床上则强调针灸与汤药并重,根据病情的需要,适当地加以选择和配合,针药兼施。这些学术观点,影响并指导程莘农一直在临床应用并不断完善。

李春熙治学严谨,工作勤奋,早年就读于针灸名家承淡安先生门下,通晓《黄帝内经灵枢》《针灸甲乙经》《十四经发挥》等针灸古籍,重视经脉循行及交会穴的应用。先后主编和参加编写了《针灸学讲义》《针灸学》《中国针灸学概要》等著作,研制了《人体经穴立体模型》经穴挂图。在针灸临床治疗有丰富的经验和疗效,其编著的《针灸学讲义》成为江苏省中医学校当时的主要教科书,对经络、腧穴、针灸手法以及常见病针灸治疗有了比较系统的描述,程莘农对这本书爱不释手,白天跟随李老师出诊带于身边,晚上将心得体会记录在书本上,这本书保存至今。在我们跟师学习的过程中,经常拿出来作为教本指导我们学习。其中标注的关于五输穴、八会穴的渊源、交汇、主治病症和临床应用规律,对程莘农学术观点的形成有较大的影响。

在校期间,程莘农深获孙晏如、李春熙二位老师学长的教导,孙晏如先生的针灸处方精确细腻,李春熙先生的五行配穴惟妙惟肖。他们的学术观点和临床经验,对程莘农后来的针灸研究及临床诊疗产生了深远影响,如经络研究之归经辨证和穴性似药性的理法方穴术施治等。

(三)院校教育

清朝初期至民国时期,针灸医学由兴盛逐渐走向衰退。清朝医生多重药轻针,甚至太医院的针灸科也被废除。这是因为当时有一种社会伦理上的认识占了上风,这种伦理观点就是,身体发肤受之父母,不能够轻易损伤、破坏它,不然就是大不孝。而针灸治疗方法,就是针对皮肤表面进行的操作,不可避免的会有一些创伤性的操作。所以在当时的伦理纲常的影响下,针灸逐渐走了下坡路,成为医学中的末流,为大方脉所不齿。在这样的背景下,程莘农也认为针灸医生低人一等。在江苏省中医进修学校期间,当将其分到针灸组时,他并不愿意,但本着服从的原则,才转学针灸。

当时,担任江苏省中医进修学校校长的正是近代针灸教育大家承淡安先生。民国时期,针灸多次遭到废除之厄运,为保存针灸,承淡安通过开办函授教育、创办针灸学校及针灸刊物、以西医解释针灸等多种形式,来培养针灸人才、传播针灸知识,在困境中不断抗争,以求生存与发展。中华人民共和国成立后,承淡安被聘任为江苏省中医进修学校校长,将针灸纳入正规院校教育之列。在承淡安大力发展针灸教育的影响下,程莘农由中医改攻针灸,并为其后"以针为先,针药并用"埋下了种子。

由于江苏省中医进修学校主要是为培养教师,加之第一学期中医班的学员都是具备了相当中医素养和临床经验的中青年医师,老师们则是临床经验更丰富、学术水平更高的名老中医,正像访谈中程莘农所说:"院校教育可以使学生接触多位老师,接受更加全面的知识"。当时学校副校长由崑运用"官教兵、兵教兵、兵教官"的训练方法,即是"老师教学生、学生教学生、学生教老师",使教学互长即"交替教学法",让学员之间经常交谈,吸取各家经验。程莘农除要自己系统学习中医课程,很快又要教课,又要管理,这种教学方法为程莘农后来在北京中医学院及中国中医科学院针灸研究所北京国际培训中心从事针灸教学兼管理奠定了基础。

(四) 博采众长

作为"国医大师",程莘农坚持学而不厌,终身学习的习惯,真可谓"海纳百川,有容乃大"。他强调,作为一名医生,不仅要向老师和书本学习,还要向患者学习;不仅要向中医同事学习,还要向西医同行学习;不仅要向传统文化学习,还要向现代自然科学学习;不仅要向国内的同仁学习,也要向外国朋友学习,不管怎么样,别人总有一技一法比你所长。正是在这种思想的影响下,92 岁的他虽然不在工作第一线,仍然坚持学习和了解中医药事业的发展信息,个人自费订阅几十种报刊,费用为中国中医科学院之最。他博采众长,只要有一技之长的人,定当移樽就教,程莘农说过:"我从医几十年,从不敢说大话,只要我不如别人的,就直接向别人请教,我自己有什么好经验,也肯定尽量都教给学生们。"如"程氏三才针法"就是把中医三才、针刺得气与习练书法握笔和意境有机结合,取"手如握虎""伏如横弓",以达到"指实腕虚、气随人意"的书法家境界,巧妙地把针刺过程的点穴、押指、穿皮、进针和得气融为一体,便于学习和理解,要领简明,深受欢迎。程莘农这种"活到老、学到老、终身学习"的精神,激励着我们像他那样,努力成为一个学习型的人才。

二、成才思考

程莘农从儒医到院士,经历曲折,其成才之关键除自己热爱及其不懈追求之外,结合自身体会他认为:熟读经典、跟师学习与院校教育、加强临床实践,编写使用规范教材以适应院校教育的需要等,为我们今后的中医针灸人才培养提供了借鉴。

(一)熟读人文和医学经典是基础

程莘农年仅 10 岁时,即在父亲的指导下诵读了《医学三字经》《汤头歌诀》《脉诀》《黄帝内经》《难经》《本草纲目》《本经疏证》等大量的中医经典著作,以致他拜师陆慕韩门下,跟师临证过程中能得心应手,很快便得到老师的认可,这可谓是熟读经典的作用。后来在转攻针灸时,仍然从经典的学习开始,诵读并摘录了《黄帝内经灵枢》《难经》《针灸甲乙经》《针灸大成》等针灸专籍,这些经典的学习成为其后针灸临床的坚实基础。

王琦曾对近现代 112 位名中医成才因素做探讨,其规律是无不以熟谙经典为本,以奠定学术基础,并在此基础上旁及各家,博及医源。所以加强传统文化和中医经典文献学习,培养传统思维模式,将中医放到传统文化大背景下,才是中医传承的当务之急。

曾有研究对 20 世纪 50 年代以前的 96 位老中医的成才之路加以概括,得出他们成才的基本经验是通晓人文,构筑学医通途;精读经典,从正门进入医学殿堂;名师引渡,是成才的捷径;随师临证,临证与读书交叉,及早获得扎实的独立应诊能力;善思明辨、终身好学,不拘门第、兼收并蓄;重医德修养,追求德艺双馨。程莘农的成才之路与此也十分契合,这说明文化底蕴是中医传承和发展的基石。正如中国中医科学院王永炎院士所强调的,读经典做临床是培养优秀中医临床人才的重要途径。

(二)院校教育与师承学习相结合

历史上中医师承教育主要是拜师学艺的传承方式,师承教育是在"师父"指导下,徒弟自学中医基本理论和文献经典并跟师进行随诊学习为主,通过口传心授将中医特色、临床经验传承给徒弟,徒弟在抄方侍诊中,逐渐理解老师的思维方式、治病用药方法,在学习中悟出新意不断创新。师徒相授,有利于临证用药经验和传统操作技术的传授。因此,师徒传授是继承与发展中医药学一种潜移默化的模式。

传统中医之所以能够代代相传、生生不息,关键在于有一个与之相应的社会背景下的传承体系,即传统中医教育。传统的中医培养是边学理论边进行实践,师徒传承是我国中医人才培养的传统方式。随师出诊中,通过老师讲解,临床经验随时能够和理论知识挂钩,结合在一起,融会贯通。经验、技巧、技能等用语言不易充分表达者,只有通过师承式传承才能达到较好的效果。师承和家传在中医教育中的重要意义,还体现在中医大家的培养,正如书画、京剧、相声等中国传统文化瑰宝,绝大多数大家都出自师承和家传。

既往中医药理论和经验主要通过师承授受的方式传承,但传统的师带徒有着一对一的局限性,受众较少,知识面窄,成才较慢;学术传承中,人们局限在一个狭小的圈子内,加之医家各承爱技,秘而不传,导致一些实践医学得不到继承发展和推广交流;中医许多成功的经验往往只属于个人,很难成为医学界共同掌握的技术。中医院校教育恰能弥补师承教育的不足,能用最经济的办法将中医基本知识教给学生,课堂教学具有传播知识的信息量大,传授的知识标准统一、规范、受教育的普及率高等特点。学生在五六年的大学时间内,不仅仅是学会各种病症的中医治疗,掌握能够指导中医实践的理论,以及中医的学术观点、辨证施治观念和临床治疗方法,更重要的是学习现代医学基础知识和科研方法,架起了与西医学沟通和交流的桥梁。

当今,在中医院校教育中较为突出的问题是课程结构不合理,缺少中国古代人文科学方面的课程,忽视中医经典著作的教学,许多大学生很少看中医经典书籍,文化底蕴不够厚实;中医人才培养上重理论、轻临床,培养出来的学生接触中医临床实践不足,论文的结论多从动物实验中得来,步入社会后则不少中医硕士、博士研究生不能灵活的应用中医理论与技能看病。正像著名针灸专家、国医大师贺普仁所言:“很多教师没有积累系统临床经验而教学,很多专家只会在动物身上做实验而不会看病,背离了中医的实践性,造成写书的人不教书,教书的人不看病,看病的人不科研等”,使医教研没有好好的结合,导致培养出来的学生适应能力差,缺少中医特色,难以成为真正的中医。

因此,应该把现代学校教育和传统师承教育结合起来,互为补充,将师承教育纳入中医高等教育当中去,成为中医教育的一个重要组成部分。中医教育在本科时可分为两个阶段,前期的基础课教育实行课堂教育,培养厚基础、宽知识的良好知识素质;后期的临床课实行导师制,实行个性化教育,培养中医的专才。这样就能把中医专才教育和普遍的人才教育结合起来,能够使集中时间学习中医理论与分散跟师学习经验相结合,既克服了传统师带徒教育缺乏中医系统理论的缺陷,又避免了常规学校教育远离临床实际的倾向。

程莘农的成才之路也正是师承与院校教育的结合。正是由于三年半的跟师临证学习,将记诵的中医经典理论得以应用,并将实践和理论知识挂钩,理论与实践结合在一起,融会贯通;后经江苏省中医进修学校学习,又跟随多名老师临床学习,全面了解中医,系统学习针灸,思维进一步开阔,为后来成为针灸大家奠定基础。

(三)著书立说和规范教材以立言

程莘农在学习期间,深感中医药著述颇多,博大精深,且历朝历代多有发微,受年代、通信、印刷等历史条件所限,后学者如临海洋、无从下手,往往各执一词。可见一套系统规范的教科书,对学习中医针灸的人来说,实为必要。对此,程莘农深有体会,他坚信"执方疗人,功在一时;著书教人,功在万代"的古训,于是早在南京教学期间,便产生了编写统一教材的想法。在后来针灸教学中,程莘农带头编写针灸教材。他亲自参加撰写和主编了《中国针灸学》《针灸精义》《中国针灸学概要》《针灸学讲义》《针灸疗法》等国内外各种版本的初、中、高级针灸教科书。为了推进教学,他还积极审定编写针灸挂图等教学用品,对针灸学的继承和发展起了一定的示范和推动作用。其中,《中国针灸学》一经问世便风靡海内外,成了包括美国在内的许多国家针灸水平考试或针灸资格考试的指定教材。在内容上《中国针灸学》不但包含了经络学、腧穴学、针法灸法学及针灸治疗学的内容,也包含了阴阳五行、脏腑、诊断、辨证等中医基础理论和中医诊断学的内容,极大地方便了外国医生学习针灸、了解中医这种短期而全面的教学模式,是目前国内外水平最高的国际教学的课本之一。在长达二十余年的时间内,由程莘农主编的《中国针灸学》再版印刷了几十次,被译为英、法、西等多种语言的教材,并一直是中国国内国际针灸教学的教材,是欧美各国的中医学子们认识和学习针灸的入门向导。

随着针灸的广泛应用与传播,制定针灸标准以促进教学、科研、临床实践与信息的交流,已迫在眉睫。标准是行业规则,也是战略制高点,制定规则,抢占战略制高点,是推动针灸有序发展、顺利实现国际化的必经之路。程莘农积极总结经验,参与并推进针灸标准化工作,作为专家,在制订了十四经穴名标准化方案、针灸临床研究指南以及针灸相关的基础培训、临床实习的安全措施、适应证与禁忌证及临床研究等方面提出操作规范要求,积极参与针灸教材的编著和针灸标准的制定,推动了针灸科学的发展和传扬,使大家从中获取了知识,他也赢得了大家的尊重。

程莘农从医七十余年,始终以"大医精诚"为座右铭,经历和见证了中医药事业的发展。他特殊的家学渊源和丰富的求学历程,积淀了深厚的文化底蕴和渊博的医学知识;他坚信"非仁爱不可托也,非聪明理达不可任也,非廉洁淳良不可信也"的医训,对患者倾心相助、精益求治、大爱在心;他坚信"书山有路勤为径,学海无涯苦作舟"的至理名言,对学术刻苦钻研、严谨治学、客观务实、无私奉献……非凡的经历、艰苦的磨砺、不懈的努力,成就了他中国工程院院士、国医大师和中医针灸代表性传承人等美誉,他用自己的言行为我们后学者指引了一条光明的成才之路。

附录二　大医精诚　针灸传承——
纪念国医大师程莘农院士百岁诞辰

　　在中国中医科学院针灸研究所隆重庆祝建所 70 周年之际,我们怀着感恩的心,深切缅怀针灸研究所第一位国家攀登计划首席科学家,我国针灸界第一位中国工程院院士、中央文史研究馆馆员,世界著名的针灸医学家、科学家、教育学家,经联合国教科文组织评选确定列入《人类非物质文化遗产代表作名录》"中医针灸"代表性传承人,中国中医科学院教授、主任医师、博士研究生导师、首届国医大师,我们最敬爱的恩师程莘农先生(1921.8—2015.5)。老师胸怀祖国、服务人民,真诚质朴、精益求精,淡泊名利、忘我奉献,把毕生心血献给了自己热爱的中医药事业。早在 1937 年,一直随父程序生学习中医药的他,在父母的支持下,离开家乡拜苏北名医、温病专家陆慕韩先生为师,三年学成归来,18 岁的他便独立挂牌悬壶济世,并于 1947 年获得国民政府颁发的医师资格证书。中华人民共和国成立后,1955 年作为第一批"进修生"考入江苏省中医进修学校(现南京中医药大学),次年留校任教,并任针灸教学组组长。1957 年调入北京中医学院(现北京中医药大学)工作,1976 年调入中国中医科学院针灸研究所。老师从事中医针灸临床、科研、教育工作七十余年,治学严谨、求真务实、医术精湛、医德高尚、国际传承、桃李芬芳,以实际行动弘扬并续写"大医精诚"。有关老师对中医针灸的学术思想和学科贡献,在他主审、笔者编著的《中国中医科学院著名中医药专家学术经验传承实录:程莘农》和《国医大师临床经验实录:国医大师程莘农》中均有不同侧重的整理、凝练、研究,包括与老师的对话实录,涉及 18 类 100 个关键性问题的访谈,先生循序善诱的讲,我们聚精会神的听;先生深思熟虑的回忆,我们试探性参与讨论,师徒之间对共同关心的话题,畅所欲言表达各自的真实观点。这些师徒授受的动人场面,原汁原味保留了老师的真知灼见和思想风貌,让我们在潜移默化中领悟老师对针灸医学的认知,甚至关于人生问题的思辨。自 2012 年起,在中国中医科学院针灸研究所的支持和老师的亲自主持下,笔者及程老门生(王宏才、程凯)承担修订《中国针灸学》(中文版和英文版)的任务,积极征求原参编人员的意见,吸收老师的最新见解和针灸学科的现代研究进展,顺利完成了《中国针灸学》(中文版和英文版)的修订出版工作。笔者从《中国针灸学》这部著作中,进一步深刻领会和体悟先生的学术思想和对中医针灸学科的贡献。

一、学术思想

"问渠那得清如许,为有源头活水来"。老师主张传承与创新并重,提出了许多中医针灸学术的新观点、新理论,诸如"六阴经有原论""八脉交会统一论""针灸理法方穴术辨治理念"等,在临床上创立特有的"一窍开百窍法""通调四关法""八穴镇痛法""程氏三才针法"等,这些学术思想和观点独树一帜,在临床广泛应用,如源头活水成为了程氏针灸的特色与优势。

(一) 强调经络理论对于针灸学科的重要性

老师认为,研究经络首先要从经典文献入手,追根溯源;从临床疗效入手,总结规律。他归纳了《黄帝内经》针灸处方特点和十二经病候证治规律,总结了历代文献中五输穴、八会穴理论的演变规律,研究了《黄帝内经》针灸处方和病候治疗规律,提出了《黄帝内经灵枢》成书早于《黄帝内经素问》的学术观点,强调经络理论研究的关键是要指导针灸的临床应用。"我们研究经络,首先要端正主导思想,要客观务实,研究出什么就是什么,不要事先被经络'虚无'或'神圣'所左右。"他主张现代经络实质研究要客观务实,应该用历史和科学的眼光看待经络学说,区别对待经络现象与经络学说,客观认识经络与现代解剖生理结构的相关性;同时还应与临床结合,重视经络、腧穴在临床病证研究中的地位。他认为,经络研究最重要的是要探讨古代经络学说中所揭示的人体上下内外联系规律的科学价值与现代生命科学之间的关系,而不能完全只对经络学说中的理论进行验证,更不能"按图索骥"寻找曲折跌宕的人体经脉循行线路。如果我们孤立地只研究经络的循行轨迹,就忽视了经络的整体系统性,得出的结论只是片面的。他认为,无论做人、做学问,都必须认真务实。可见认真务实精神是老师严谨治学的体现。

老师主持过多项有关针灸经络的学术研究课题。如20世纪60年代完成的"体表循行81例研究",是我国早期经络研究的科研项目之一,将测验的64例经络感传路线和《黄帝内经灵枢·经脉》对照核查,发现其循行路线基本和《黄帝内经》描述一致,为"经络"的存在提供了依据。1990年"经络的研究"被列入国家攀登计划,老师被聘为首席科学家,主持"循经感传和可见经络现象的研究",从人群普查、生物学指标以及现代物理学(如声、光、电、热、磁、核等)研究等方面,进一步证明了经络的客观存在,该研究获国家中医药管理局科学技术进步奖一等奖。

通过长期临床实践,老师提出了循经归经辨证思想,即病在不同经络,表现为不同经脉循行部位的病变以及不同经脉所属脏腑的功能障碍,依据经脉的循行分布及其所联系的脏腑,对患者的症状和体征进行分析、归纳,从而判断其为某经或某经所联系脏腑的病证,以经统穴,再施以适当的补泻手法。他强调,经络辨证是针灸核心的辨证方法,必须掌握经脉体表循行分布部位、病候表现及其对脏腑的联系,内外相应,上下合参,辅以脏腑辨证等方法,正确地处方选穴,是取得治疗效果的基础。他认为,针灸临床要以诊断为基础,辨证施治,尤其是经络辨证,强调以经络为核心的归经辨证体系,是针灸学科的特色与优势。

(二)创立理、法、方、穴、术的针灸辨证施治体系

老师早期擅长中医内科、妇科和儿科,后来转攻针灸。他非常重视中医理论对针灸临床实践的指导作用,对腧穴与中药、针灸处方与中药处方做到了融会贯通。他指出针灸治疗疾病要在辨证论治的基础上贯彻理、法、方、穴、术的统一。"理"即缘理辨证,掌握经脉循行,归经辨证,以诊断为基础;"法"即据证立法,属补泻、温清、升降六法;"方"即依法定方,君臣佐使,大小缓急奇偶复;"穴"即掌握穴位主治,穴药同性,明性配穴;"术"即循章施术,虚实补泻,因人而异,五者统一,方能事半功倍,游刃有余。

老师认为,要精通针灸,必须重视中医基础理论,要在中医经典著作上下功夫,博览群书,不断提高中医学术水平,才能有清晰的处方结构框架与选穴思路,针灸处方才行之有效。老师推崇《针方六集》中"针药无二致"的观点,他认为,针灸处方配穴规律与方剂的君臣佐使配伍原则基本相似,有共同的理论基础,配穴乃某穴之特性与它穴之特性互相佐使,而成特效之用,犹如用药,某药为主,某药为辅,相得益彰也。例如,"补中益气",用药则用补中益气汤(黄芪、党参、白术、炙甘草、当归、陈皮、升麻、柴胡、生姜、大枣),用穴则用百会穴、关元穴、气海穴、阳陵泉穴、足三里穴、三阴交穴、曲池穴。方中气海穴、关元穴补益元气,调补下焦气机而振奋中阳,功似党参、黄芪;百会穴升清举陷,功似升麻;阳陵泉穴疏肝利胆,功似柴胡;足三里穴、三阴交穴健脾和胃,调补气血,功似白术、甘草、当归等,亦能取得补中益气之功效;曲池穴疏风解表,调和营卫,类似于生姜、大枣。"心肾不交",方剂选

用交泰丸以交通心肾，以黄连为君，肉桂为臣，而针灸既可选取手少阴心经和足少阴肾经原穴，神门穴为君，太溪穴为臣，又可取手厥阴心包经八脉交会穴内关和足三阴经交会穴三阴交，还可取心肾背俞穴，此乃穴药殊途同归之理。

早在1962年，裴沛然、邵经明和程莘农等中医针灸大家，在编写第2版针灸学教材时，最突出的一点就是增加了穴位处方的方解。此后，老师一直在临床和教学实践将中医理、法、方、药理论应用到针灸学科，强调针灸选穴组方时的君臣佐使和针刺技术的虚实补泻，并得到大家的认可和使用。这些观点在《中国针灸学》中得到了充分的体现和应用。

（三）善于总结中医优势病种的针灸治疗规律

老师从医七十余年，积累了丰富的临床经验，对内、外、妇等科病症的诊治独具特色，创新了中医针灸对许多疑难病症的诊治思路，形成了痛痹、胃脘痛、中风、消渴、膝关节痛、耳聋、郁证、皮肤病、气瘿、痛经等中医针灸优势病种的诊治经验和临床特色。如中风，强调"中风在脑，必用百会"，倡用四关穴，调理气血；善用对穴，调整阴阳；痛证的诊疗强调"寒邪致病，多选阳经穴位，主张散寒、温通""诊病之处即是治病之处""镇痛诸穴，刺宜泻法"，突出阿是穴和泻法的运用；郁证强调"脑为元神之府，穴必取天顶之上""一窍开百窍开""窍闭不开取百会""狂走喜怒悲泣选巨阙"，重视神志与奇经八脉的关系，擅长督脉百会、任脉巨阙、阳维与足少阳胆经交会穴为风池和八脉交会穴内关以为主穴。

老师在临床上形成了自己独特的针刺方法——"程氏三才针法"，包括动手探穴、指实腕虚持针法、三才进针法、震颤补泻法和飞旋行气法，三才一体，得气为先，疗效显著。强调应用时要辨证确定三才针刺深浅，灵活掌握针刺方向，通过提插、捻转和震颤三种手法的配合，实现补泻，气至病所。他认为，医生临床要以患者为本，不仅重视疾病，更要关心患者。疗效的取得与针具选择、进针方法、针刺深浅等方面有关,强调取效之要,莫过得气,遵从《黄帝内经灵枢·九针十二原》中"刺之而气不至,无问其数。刺之而气至,乃去之,勿复针。"的原则,如果未得气,则采取多次针刺、手法行针,以达到加强刺激,使经气得至。

二、学术贡献

从清晨到黄昏、从周一到周日、从盛夏到寒冬,老师的身影总是或在忙碌地诊治患者,或在认真地教学传授,或在专注地钻研思索,为针灸教材编写、国际传播等作出了巨大贡献。"文章千篇,不如真经一部"。笔者认为老师对于中医针灸界最大的学术贡献,莫过于他主编的《中国针灸学》,其被大家视为针灸传承的现代经典,得到了国内外学术界的普遍认可、广泛应用和活态传承。

(一) 新中国针灸教育事业的重要奠基人之一

南京中医药大学始建于 1954 年,是中国建校最早的高等中医药院校之一,其前身为江苏省中医进修学校。办学初期向社会公开考试招收了一批具有中医药基础的学生,1955 年,老师以优异的成绩被录取为第一批"特招"学员,第二年就转为教师,承担针灸学的教学和临床带教任务。在教材匮乏的情况下,他积极组织编写针灸教材和针灸挂图等教学用品,开展《难经》等中医古籍的语译工作,这些对拓荒针灸早期教育起了一定的示范和推动作用。首先对江苏省中医进修学校针灸学教研组编著的《针灸学讲义》进行修改补充,一改过去的编写体例,从肯定中医传统理论入手,直接增加针灸经典文献的注解,举出《黄帝内经》《难经》《针灸甲乙经》等文献的经文释义,对有关经络腧穴的内容进行系统的分析和补正,理顺了经络循行、腧穴部位和主治病症的关系,从而解释了"经脉所过,主治所及"的规律,并绘制了"经络循行与病候关系示意图",使经络理论的临床应用更有说服力,拓荒了我国高等中医药院校针灸教育事业。通过自编教材、制定教学计划,创立现代中医高等教育的模式,一直沿用至今,为现代中医高等教育奠定了良好的基础。

1957年,各地响应国家号召,支持北京中医药事业发展。程莘农与董建华、王绵之等四十余位专家,一同调入北京中医学院(现北京中医药大学)工作。老师任学院针灸教研室主任,兼任北京中医学院附属东直门医院针灸科组长,主持针灸病房工作,统管针灸教研、临床工作,1964年被卫生部聘为第一批主任医师。为了推进教学工作,他组织教研室的同志们除审定编写针灸挂图等教学用品,还编写出版了《针灸学》《针灸临床取穴图解》《简明针灸学》等书籍。另外,他还与杨甲三教授合作,与北京电影制片厂拍摄了《十四经穴点穴法》科普电影,在全国公演,并获得了卫生部科学技术进步奖乙等奖。调入中国中医科学院后,老师一直担任研究生《难经》课程的教学工作,多次被评为"优秀教师"。以上这些工作,对针灸学的普及推广和继承发展起了一定的示范和推动作用。

（二）中医针灸国际传扬的主要开拓者之一

20世纪70年代初,在美国针灸热的影响下,越来越多的国家开始关注中医针灸。受世界卫生组织的委托,我国卫生部、外交部和对外经济贸易部联合向国务院请示举办"外国医生针灸学习班",随后在"国际针灸学习班"的基础上,1975年经国务院批复在北京、上海、南京建设"国际针灸培训中心",为外国来华医生举办各种层次的中医针灸学习班,满足国外朋友学习针灸的愿望,这既密切了我国与世界卫生组织的联系,又促进了与其他国家的医学交流和友好往来,推动中医针灸走向世界。老师被任命为"北京国际针灸培训中心"的副主任,负责对外教学和临床带教工作。当时国际培训中心刚刚成立,百事待兴,除缺乏各语种的翻译人员外,更缺少符合外国人理解的针灸学大纲和教材。老师全面构思谋划，遵循外国学生的认知规律及中医针灸知识的内在特征，带领北京国际针灸培训中心的教研骨干，与上海、南京国际针灸培训中心的同行密切合作，编写《中国针灸学》，该著作的前身为《中国针灸学概要》，早在 1964 年出版发行，1977 年进行了修订；后于 1986 年进行第 3 次全面修订，改名为《中国针灸学》，并翻译成英语、法语、西班牙语等语种出版；1999 年再次修订改版，直到 2012 年传承工作室团队开始进行第 5 次修订，于 2019 年由人民卫生出版社正式出版，同期外文出版社也完成了英文版的出版。在长达半个多世纪的时间里，《中国针灸学》再版了几十次，被译为多种语言的教材，不仅成为国内针灸医师学习的经典教材，也成为包括美国在内的众多国外针灸医师资格考试的主要参考书，成为中医药走向世界的先导。

《中国针灸学》完整地再现了老师的学术思想和临床经验，如归经理论在临床诊治的具体应用、穴药对应在针药结合中经验体会、理法方穴术的临床辨证思路和取穴原则中主穴配穴加减穴应用等，均毫无保留编入其中，让人们更深入地学习理解和充分掌握。即使已 90 岁高龄，老师仍关心着针灸的国际培训教学，为了使各国针灸医学工作者更好地了解、学习和掌握中医针灸的基础理论、操作技术、临床应用以及针灸国际标准和最新科学院研究成果，在他亲自主持下，2012 年传承工作室对《中国针灸学》进行了第 5 次修订，他将自己多年临床验证，具有较好治疗效果，并形成治疗规范的 70 种中医常见病症的治疗经验和体会，全部编入书中，以便指导针灸临床工作并提高治疗效果。《中国针灸学》（中文版和英文版）分别由人民卫生出版社和外文出版社完成了最新版的出版发行。最新版的《中国针灸学》不仅突出中医基础要素对针灸的指导作用和中医诊断知识对临床的重要性，而且突出经络腧穴理论对针灸的支撑意义和针灸技术对操作规范的基本要求。同时，注重理论联系实际，突出辨证论治原则，客观描绘经络循行和穴位插图，充分将中医基础理论与针灸临床实践有机结合，重视疾病的演变与转归,全方位体现中医思维,提升针灸的治疗效果,扩大针灸的认知度和影响力。

老师自 1975 年专注从事国际针灸教学和临床带教工作以来,他每天上午坚持带外国学员进行临床实习,亲躬国际教学数百班次,先后为 100 多个国家的 20 000 多名外国留学生传授针灸技术,并为中心每一届结业的外国学员们赠送自己的书法作品——"针灸传扬"。如今这些学生已成为各国从事针灸教学、科研和临床的骨干力量,更是中医针灸国际传播的中坚力量,扩大了中医针灸国际影响。他先后受邀前往日本、印度、加拿大、美国、英国、意大利、巴西等几十个国家进行讲学和考察,并多次参加国际学术会议,努力向国际推广针灸,在国际上获得较高声望。为了让北京国际针灸培训中心有一个高水平的临床带教基地,他主张培训教育与临床医疗两个部门统筹协调。在大家共同的努力下,2003 年中国中医科学院针灸研究所门诊部作为门诊类别第一批入选北京市基本医疗保险指定单位,2005 年变更为中国中医科学院针灸医院,设立中风康复中心、疼痛治疗中心、中医专家门诊等特色科室,成为北京国际针灸培训中心的实习带教基地与外国学员了解和学习针灸的窗口;也是北京地区独具针灸特色的中医专科医院,为民众的常见病、多发病和慢性病提供中医药优势服务。

老师把自己的一生奉献给了热爱的针灸事业,无愧于国医大师的光荣称号。在七十多年的从医生涯中,老师诊治患者数十万人次,而令人感叹的是,向他求医的患者虽然络绎不绝,但他作为院士、国医大师,却一直坚持和主治医生一样的挂号费和治疗费用标准。当问及老师为什么要实行普通挂号费价格时,他表现出对患者无限的同情:"患者得病已经很痛苦了,减轻些负担总是好的!"一语道出了一位针灸专家的高尚医德,用自己的言行对"大医精诚"作出了完美的诠释。

在这隆重纪念程莘农百年华诞之际，特附上由王莹莹、王德贤起草，杨金生、程凯修订的碑文，以表达我们对恩师的怀念之情。

　　江苏淮安，人杰地灵。程氏家风，楚地闻名。

　　辛酉平年，序生添丁。莘农希伊，与党同兴。

　　从父启蒙，练书习经。熟读内难，铭记神农。

　　战乱瘟疫，民不聊生。立志学医，拜师陆公。

　　肆年侍诊，渐修渐精。日侵华南，慕韩冤薨。

　　立堂应诊，其名日隆。求进省校，中西并重。

　　转研针道，澄江之幸。遍访名家，融会贯通。

　　心高志远，奉调入京。医教科研，临床为宗。

　　妇痛疑难，尤擅中风。改良三才，归经辨证。

　　发古解惑，穴药同性。经络探秘，古为今用。

　　著书立说，国际教程，中国针灸，海外推崇。

　　政协履职，参事议政。院士治学，国医之风。

　　非遗代表，人类传承。誉满杏林，世界扬名。

　　质朴善实，笔墨怡情。淡泊名利，大医精诚。

　　乙未夏立，驾鹤远行。九五天知，不朽柏松。

　　悲哉痛哉，上下哀鸣。程氏学人，立碑以敬。

　　　　　　　　　程氏针灸门人弟子　敬立

附录三 程莘农院士年表

程莘农年表（1921—2015）

1921 年 1 岁

8 月 24 日，出生于江苏省淮阴县一个知识分子家庭。程家祖籍安徽歙县，后祖上迁至江苏淮阴县，世代业儒。其高祖程师杰、曾祖程大铺，均系一代名儒；叔祖程振六是当地有名的举人，父亲程序生为清朝末期最后一次科举的秀才，是当地有名的私塾先生。

1927 年 7 岁

练习书法，学习文化。按家规，程莘农 6 岁时即开始接受文化教育，由父亲亲自讲授《四书》《五经》等书，并在父亲要求下开始悬臂端肘学习写字、读念识文。

1931 年 11 岁

学习中医知识。其父改变让程莘农业儒出世之初衷，遵照"不为良相，便为良医"的中国古训，转而亲自教读《医学三字经》《汤头歌诀》《脉诀》《内经》《难经》《本草纲目》《本经疏证》等中医经典著作，并给他取名"希伊",取号"莘农"（取意"有莘之野"）。

1936 年　16 岁

拜师研习中医。陆慕韩为祖传业医，其父陆耀堂，曾师从周金杨。陆氏擅长看时令病，疗效很好，有"决人生死"的本领。陆氏三代均为治疗温病的专家，声震一方。程莘农跟师临证三年半，陆老倾囊而教，尽传其技，使他的医术有了明显的提高。

1939 年　19 岁

9 月，在淮阴县独立挂牌应诊。1939 年当日军进入淮阴县后，师陆慕韩因家破忧愤而病逝。陆老辞世后，只有 19 岁的程莘农便开始独立挂牌行医。

1942 年　22 岁

收集整理陆慕韩病案百十则，编撰为《养春草堂方案偶存》一卷。

1946 年　26 岁

5 月，任淮阴县仁慈医院文职兼护士学校国文教员，至 1948 年 9 月。

1947 年　27 岁

6 月 21 日，参加淮阴县中医师公会。

7 月，获医师考试及格证书。民国期间，国民政府考试院成立考选委员会，组织办理中医师执业执照，程莘农参加了考试，经审查合格。

1949 年　29 岁

1 月，任镇江县仁慈医院院务委员兼秘书，至 1951 年 7 月。

3 月，加入镇江县中医师公会。

1950 年　30 岁

5 月,从镇江县第一届中医师防护急救组结业。

1951 年　31 岁

5 月,任镇江县中医进修班筹备委员会委员。

7 月,于淮阴县中心卫生院保健室工作。

11 月,于淮阴县护士学校从事教务工作。

1952 年　32 岁

1 月 10 日,经清江市人民政府医师资格审查证明合格。

1953 年　33 岁

1 月,任清江市卫生工作者协会常务委员兼秘书股股长。

5 月 1 日,从清江市中西医进修班结业,以获现代医学知识。

1954 年　34 岁

1 月,任清江市中医研究组组员。

1955 年　35 岁

3 月 13 日,江苏省中医进修学校在南京市朱雀路邀贵井 14 号,举行了学校成立大会和第一期中医进修班、针灸专修班开学典礼,由此揭开了针灸高等教育的序幕。

6 月,考入江苏省中医进修学校第一期中医本科进修。学习期间为朝鲜专家金光一教授讲解《难经》及中医针灸的课程。

1956 年　36 岁

3 月 29 日,从江苏省中医进修学校医科班第一期修业期满成绩合格并毕业,毕业后留校任针灸学科教研组组长,成为他由"用药"到

"用针"的转折点,之后便转攻针灸。负责南京市 100 余名针灸师及各县市针灸医师的进修学习,足迹遍及江苏省 8 个专区 20 个县,推动了当地针灸学术的发展。工作期间整理印行《难经语译》,促进中医古籍语译工作的发展。

9 月,携带组内所研制的"经络循行与病候关系示意图",亲自向卫生部及首都中医界主要人员进行汇报,因党中央、国务院正制订党的中医政策,此项工作在当时的中医工作中起了很大的影响。

1957 年　37 岁

党中央、国务院批准创办了成都中医学院、上海中医学院、北京中医学院、广州中医学院,把中医教育纳入国家高等教育的轨道。由于刚成立的北京中医学院缺乏师资而通过卫生部向南京求援,为响应政府号召,支持北京的中医事业,国家从全国选调了程莘农、董建华、王绵之等四十余人进入北京中医学院(现北京中医药大学)工作。

8 月,调入北京中医学院工作,任针灸教研组组长,兼附属东直门医院针灸科组长,统管针灸教研、临床工作。期间他与裘沛然、邵经明中医针灸大家参与了针灸第 2 版教材的审定工作。参与主持编辑《北京中医学院学报》及任《中华妇产科杂志》常务编辑等,还为苏联和越南的留学生授课培训。

1958 年　38 岁

整理内部印行《子午流注与灵龟八法》。

1959 年　39 岁

组织编写《简明针灸学》,并由人民卫生出版社出版,任针灸教研组组长。

1962 年　42 岁

组织编写《针灸学讲义（中医高等院校教本）》，由人民卫生出版社出版。

1963 年　43 岁

卫生部开始办理主任医师的审批工作，被卫生部聘任为主任医师，又被任命为科室副主任，后又当选为北京中医学院附属东直门医院工会主席。

1964 年　44 岁

组织编写《中国针灸学概要（国际针灸培训教材）》，并由人民卫生出版社出版英文本。同年内部印行《针灸治疗中风半身不遂的临床观察》。

1966 年　46 岁

至 1975 年，先后到河北、河南、北京郊区和在北京中医学院校内进行劳动改造。

1975 年　55 岁

整理研究资料，内部印行《经络循经感传的研究》。

1976 年　56 岁

到中国中医研究院针灸研究所从事针灸经络的研究工作，任针灸研究所经络临床研究室主任、针灸教学研究室主任、针灸研究所专家委员会副主任委员、国际针灸培训中心副主任等职，并成为最早参与组建北京国际针灸培训中心的教师之一。

1978 年　58 岁

10 月 18 日,被聘任为中国中医研究院第一届学术委员会委员。

12 月,被聘任为中国中医研究院针灸经络研究所第一届学术委员会委员。

12 月 10 日,被聘任为《医学百科全书(针灸分卷)》编委。

1979 年　59 岁

5 月 23 日,当选为中华全国中医学会所属针灸学会副主任委员。

1980 年　60 岁

2 月,被聘任为国家科学技术委员会中医专业组成员。

1981 年　61 岁

3 月 1 日,被聘任为卫生部医学科学委员会委员。

5 月,被聘任为中医古籍出版社委员会第一届会员。

8 月 26 日,被聘任为《中医研究院通讯》顾问。

1982 年　62 岁

3 月 18 日,被聘任为中国中医研究院第二届学术委员会委员。

10 月,任《中医学术论丛》编委,牵头古籍组工作。

1983 年　63 岁

出版发行《十四经穴点穴法》(电影上、下集),荣获卫生部科学技术进步奖乙等奖。

参加国务院穴位委员会学科评议组第二次会议,协助对第二批申请博士和硕士学位授予单位及其学科、专业和指导教师进行评议和审核。

9 月,给山西省运城地区行政公署科学技术委员会组织的"山西省九针技术培训班"进行讲学培训。

11 月 15 日,被聘为中医古籍出版社委员会第二届会员。

1984 年　64 岁

受墨西哥针灸学会聘用。

1985 年　65 岁

1 月,印度有关机构内部印发程莘农主编的《针灸讲义(英文本)》。

1 月 20 日,被聘任为《光明中医》函授大学顾问。

2 月 4 日,被聘任为北京市东城区医药卫生学会第二届理事会理事。

2 月 16 日,被聘任为国务院穴位委员会第二届学科评议组(中医学分组)成员。

4 月 11 日,被聘任为天津经济技术开发区国际针灸培训中心顾问。

5 月 10 日,参加《中国历代名医学术经验荟萃》编写工作,并担任顾问。

6 月,被中华全国中医分会北京学会第六次会员代表大会授予针灸学科顾问。

6 月 5 日,被聘任为中国民间中医医药研究开发协会理事。

6 月 10 日,被聘任为牡丹江拓荒印社顾问。

8 月,在残疾人义卖书画展活动中作出突出贡献,同年 12 月受到中国残疾人福利基金会感谢。

8 月 6 日,被聘任为中国中医研究院专家委员会委员。

11 月 24 日,被聘任为中华针灸进修学院顾问委员会成员。

11 月 30 日,被聘任为中国中医研究院基础理论研究所顾问。

12 月,由中国针灸学会全国会员代表大会选举为中国针灸学会副会长。

12 月,被评为中国中医研究院针灸研究所"先进工作者"。

1986 年　66 岁

由人民卫生出版社、外文出版社出版《中国针灸学》中英文版以及台湾繁体版。同年出版《中医学考试题解:针灸分册》。

1月23日,被聘为中国中医研究院针灸研究所专家委员会副主任委员。

4月7日,被聘任为北京中医学院名誉教授。

4月15日,被聘任为北京针灸学院高级专业技术职务评审小组成员。

9月10日,中国中医研究院为其颁发为教育事业光荣工作32年证书。

9月15—18日,参加中国针灸学会经络研究会成立暨第一届学术讨论会。

11月15—17日,参加中国针灸学会腧穴研究会成立暨第一届学术讨论会。

1987 年　67 岁

2月,作为主要人员,参加全国经络穴位皮肤电阻抗讨论会。

6月,被聘任为中国医学基金会理事。

10月21日,被任聘为北京市老年康复医学研究会常务理事。

11月2日,一幅书法作品入选中国历史上第一个民办碑林。

1990 年　70 岁

获得国家政府特殊津贴。

4月20日,任"中华儿女传统医学首届青年学术有奖征文"针灸经络组论文评选委员会委员。

8月,为北京第十一届亚运会捐赠四尺全幅作品四张,受到亚运会基金会的感谢。

1991 年　71 岁

1 月 29 日,获中国中医研究院"争优创佳"活动年度"先进个人"称号。

3 月 7 日,被国家中医药管理局聘请为中国国际针灸考试委员会副主任委员。

9 月 10 日,经国家中医药管理局审核批准被中国中医研究院聘请为老中医药专家学术经验继承工作的指导老师。

10 月 18 日,被聘任为国际传统医药大会学术顾问委员会委员。

1992 年　72 岁

2 月 9 日,被聘任为中国医学基金会理事。

5 月 14 日,主持完成的"循经感传和可见的经络现象的研究"荣获 1991 年度国家中医药管理局科学技术进步奖一等奖(第一完成人)。

12 月,被聘为中国中医研究院专家委员会委员。

1993 年　73 岁

3 月,被聘任为《中医辞海》一书的顾问。

11 月,参加第七届全国经络研究学术讨论会。

2 月 27 日,被聘任为北京研究大学文法学院装裱医术研究所顾问兼职研究员。

3 月,被北京市东城区医药卫生学会第三次委员代表大会选举为第三届理事。

9 月 14 日,被聘任为中国杏林书画协会顾问。

10 月 30 日,被聘任为中国中医研究院研究生部客座教授。

12 月,在天津主持参加国家攀登计划经络的研究项目课题执行情况汇报会。

1994年　74岁

1月10日,被聘任为《敦煌古医籍图版及研究论文集》鉴定委员会委员。

5月28日,被载入中国中医药出版社出版的《中国当代名医良药实用辞典》。

11月6日,被聘任为北京市大衡中医科技公司首席顾问。

11月14日,因其对针灸事业的突出贡献,收到世界卫生组织颁发的感谢状。

11月12日,被聘任为《家庭中医药》顾问。

12月20日,被聘任为《针灸临床杂志》第二届编辑委员会顾问。

12月,在长沙主持参加国家攀登计划经络的研究项目课题执行情况汇报会。

12月,当选首批中国工程院院士,是当时针灸界唯一的工程院院士。

1995年　75岁

5月13日,被聘任为《中国罕少见病杂志》第一届编委会顾问。

1996年　76岁

2月2日,被聘任为国家中医药管理局中医药工作专家咨询委员会委员。

9月,程莘农的字画在1999年卫生部老卫生工作者庆祝中华人民共和国成立50周年书画展中被评为优秀奖。

10月,其所参与的"八五"课题"针刺麻醉与针刺镇痛的研究"获科技攻关重大科技成果奖。

12月7日,被聘任为中华老人文化交流促进会传统医学文化委员会理事长。

1997 年　77 岁

6 月 21 日,被聘任请为中国中医研究院广安门医院学术顾问。

6 月,由国家科学技术委员会基础研究高技术司组织,国家攀登计划普及丛书《金针之魂 - 经络的研究》由胡翔龙和程莘农主编,湖南科学技术出版社出版发行。

7 月,其书法作品参加了"全国政协香港回归书画展",在北京全国政协礼堂展出,并为全国政协收藏。

8 月 15 日,被中医战略与管理委员会聘为炎黄国医馆顾问。

9 月 8 日,被聘任为中国中医药学会博士学术研究会顾问。

11 月,因其在担任中国针灸学会第二届理事会副会长期间,对学会工作做出重要贡献,被特聘为第三届理事会高级顾问。

11 月 11 日,被聘任为中国民间流传养生运动学会荣誉理事长,至 2003 年 11 月 10 日。

1998 年　78 岁

为中国少儿文化工程书写、绘制并编纂《成语连环八百阵》,受到中国儿童少年基金会感谢。

2 月 16 日,被学苑出版社聘为《针灸学现代研究与应用》一书主审。

7 月 28 日,参加在京医药两院院士座谈会。

9 月 8 日,被聘任为中央文史研究馆馆员。

12 月 18 日,被聘任为卫生部老卫生工作者书画研究会名誉会长。

1999 年　79 岁

3 月 6 日,被聘任为中国中医研究院第六届学术委员会副主任委员。

5 月,被聘任为国际孙思邈学术研讨会暨第二届国际中华医药文化研讨会学术委员会主席。

5月5日,被聘任为1999年中国科学技术协会遴选中国工程院院士候选人委员会医药与卫生工程学部评审委员。

5月18日,被聘任为上海中医药大学《上海中医药大学学报》第二届编委会顾问。

9月,被聘任为第四届国家图书奖评选委员会委员。

9月20日,被聘任为《中国中医基础医学杂志》顾问。

2000年 80岁

5月15日,被聘任为第二届国际中医药工程学术会议及医药产业工程技术展览会大会顾问。

5月18日,被聘任为《中国中医基础医学杂志》学术顾问。

8月18日,被聘任为中医药学名词审定委员会副主任。

9月26日,被聘任为第二届国际平衡针灸学平衡医学大会名誉主席。

10月,被聘任为立夫中医药学术委员会中国大陆委员。

2001年 81岁

11月,被聘任为北京针灸学会第二届理事会高级顾问。

2002年 82岁

6月,担任中国保健科技学会专家委员会副主任委员。

12月,参与"经络的研究"项目,荣获北京科学技术奖二等奖。

2003年 83岁

10月30日,被聘任为世界针灸学会联合会北京金台中医医院名誉院长。

2004 年　84 岁

1 月 28 日,被聘任为北京国际医学保健研究员高级顾问。

3 月,在 2003—2004 年开展的中国人力资源、科研、学术成果的调查活动中,程莘农的业绩被载入《当代中国人力资源宝库》第一卷。

9 月 10 日,被聘任为第二届中医药学名词审定委员会顾问。

2005 年　85 岁

7 月,被聘任为第四节国际平衡针灸平衡医学大会名誉主席。

11 月,特被聘任为中国针灸学会第四届理事会高级顾问。

2006 年　86 岁

6 月,被聘任为中国中医科学院首届学术委员会副主任委员。

2007 年　87 岁

8 月 30 日,被聘任为香港中文大学中医学院中医学会学术顾问。

10 月,被聘任为中国针灸学会经络分会顾问,任期至 2010 年 10 月。

12 月 5 日,由中国医学基金会授予"公益事业关爱奖"。

2008 年　88 岁

10 月 30 日,中国中医科学院著名中医药专家程莘农学术经验传承博士后工作站挂牌。

11 月 11 日,获中国中医科学院"优秀研究生指导教师"荣誉称号。

12 月,被北京市卫生局、人事局、中医管理局联合授予"首都国医名师"荣誉称号。

2009 年　89 岁

1 月 16 日,授予中国中医科学院荣誉首席研究员。

6月,荣获首批国家级"国医大师"荣誉称号。

6月,荣获中华中医药学会颁发的"终身成就奖",并成为终身理事。

8月16日,在北京召开国医大师程莘农院士学术思想研讨暨八十八寿诞会。

11月,由中华中医药学会在广州举办的第五届著名中医药学家学术传承高级论坛上,程莘农院士传承工作室被评为"全国先进名医工作室"。

2010年　90岁

11月16日,中医针灸入选联合国教科文组织《人类非物质文化遗产代表作名录》,程莘农为代表性传承人。

10月1—3日,召开国医大师程莘农院士针灸高级传承班暨程莘农教授90华诞从医70周年庆典。

2011年　91岁

7月,程氏针灸被列为《北京市非物质文化遗产代表作名录》。

8月,特被聘为中国针灸学会第五届理事会高级顾问。

8月24日,在程氏针灸被列为"北京市非物质文化遗产"一周年之际,召开程氏针灸学术传承座谈会。

2012年　92岁

1月,传承博士后杨金生主编的《国医大师临床经验实录:国医大师程莘农》出版。

3月18日,中国中医科学院"著名中医药专家程莘农学术经验传承博士后工作室"在京举办出站工作报告会。

4月,北京市中医管理局批准"程氏针灸"进入北京中医药薪火传承"3+3"工程,成立"程莘农名老中医工作室"。

4月,程莘农主编的《中国针灸学》修订工作专家座谈会。

8月20日,国医大师程莘农院士学术思想传承大会在北京国子监召开,探讨针灸的传承和发展模式。

2013 年　93 岁

9月,中国针灸学会申报中国科学技术协会"著名科学家程莘农院士学术传承基地"。

2014 年　94 岁

8月,举办国医大师程莘农院士针灸临床经验高级传承班。

2015 年

5月9日,程莘农逝世。

附录四　程莘农院士主要著作目录

一、论文论著

1. 程莘农.难经概述.中医杂志,1958,3:207-208.

2. 北京中医学院.简明针灸学.北京:人民卫生出版社,1959.

3. 程莘农.有关"五腧"的几个问题.中医杂志,1961,6:17.

4. 针灸学概要编辑小组.中国针灸学概要.北京:人民卫生出版社,1964.

5. 程莘农主审.针灸疗法(下册)(大专医校教本).北京:人民卫生出版社,1964.

6. 程莘农主审.针灸学讲义(中医高等院校校本教本).北京:人民卫生出版社,1964.

7. 程莘农.对"交会八穴"交、合问题的初步探讨.日本针灸治疗学会志,1980,29(1):28.

8. 程莘农,纪晓平.针刺治愈外伤性神经疾患三例报道.中国针灸,1981,1:40-41.

9. 郑其伟,程莘农.八会穴的理论基础与临床运用.江西中医药,1982,2:46-50.

10. 郑其伟,程莘农.八会穴穴名考.中国针灸,1982,4:37-39.

11. 李杨,程莘农《内经》针灸处方初探.上海针灸杂志,1982,3:9-11,15.

12. 南京中医学院针灸教研组.针灸学讲义.北京:人民卫生出版社,1961.

13. 北京中医学院.针灸疗法.北京:人民卫生出版社,1959.

14. 杨甲三,程莘农.十四经穴点穴法.北京:北京科学教育电影制片厂,1985.

15. 程莘农.中国针灸学(中文版).北京:人民卫生出版社,1986.

16. 程莘农.脉诊实践及理论举要:中央文史研究馆编崇文集二编.中央文史研究馆馆员文选,2004,565-577.

17. 程莘农.论脉的名称、分类和辨脉象纲领.中国中医研究院建院四十周年论文选编1995,36-37.

18. 程莘农,孙震和.忆孙晏如先生.江苏中医药,1986,3:40-41.

19. 高俊雄,程莘农.俞、募穴的初步研究.中国针灸,1986,3:28-31.

20. 程莘农主编.中医考试题解(针灸分册).北京:中医古籍出版社,1989.

21. 程莘农.《中国耳针学》读后感.针灸临床杂志,1996,12(11):3-4.

22. 胡翔龙,程莘农.金针之魂-经络的研究.长沙:湖南科学技术出版社,1997.

23. 丁兆琳,程莘农.《内经》中足阳明胃经的主治功能和应用特点初步探讨.中国针灸,1998,10:623-625.

24. 王宏才,程莘农.消渴病病名源流.中国中医基础医学杂志,1999,5(5):51-52.

25. 潘哲.程莘农院士中药方义理论在针灸临床运用.光明中医,2003,18(108):12-13.

26. 程莘农.经脉病候辨证的新突破——评《经脉病候辨证与针灸诊疗》.中国中医药报,2006,9(7):8.

27. 程莘农,陈可冀,李连达,等.中华医药是文化软实力的重要体现.光明日报,2009,11(9):10.

二、书法题词

1.《光明中医》杂志题名.

2. 吕景山.针灸对穴临床经验集.太原:山西科学技术出版社,1986.

题词:针灸正宗

3. 杜立宽.中华现代针灸验方荟萃.北京:中国古籍出版社,1993.

题词:集现代针灸验方于一册,便于医者患者选择应用,谋必备之书,普及针灸精神,值得赞扬和推广

4. 胡兴立.实用针灸推拿手册.北京:海洋出版社,1994.

题词:针推结合　可治百病

5. 郑其伟,钱淳宜.针灸临床妙用.北京:中国医药科技出版社,1995.

题词:针灸妙用

6. 高立山,高峰.针灸心扉.北京:学苑出版社,1997.

题词:针灸心扉

7. 王启才,高俊雄.经络的研究及临床应用.北京:中医古籍出版社,1998.

题词:经络的研究及临床应用

8. 南景祯,殷惠军,于春富.针灸临床应用丛书——经穴临床应用.哈尔滨:黑龙江科学技术出版社,1999.

题词:集针灸临证实践之精要

9. 周立群.王岱针灸临床七讲.北京:人民卫生出版社,2000.

题词:王岱针灸临床七讲

10. 彭荣琛. 中国针灸临床实践. 贵州:贵州科技出版社,2001.

题词:突出中医特色　发展中医事业

11. 钱真良,李正明. 中国针灸器械学. 南京:江苏科学技术出版社,2001.

题词:运用现代科学方法,继承发扬中医针灸器械,为人类医疗保健事业作出应有的贡献!

12. 何广新,曲延华. 疼痛针灸治疗学. 北京:学苑出版社,2002.

题词:疼痛针灸治疗学

13. 吕玉娥,吕运权,吕运东. 吕景山对穴. 北京:人民军医出版社,2002.

题词:针灸正宗

14. 杨楣良,盛燮荪. 近代针灸学术经验集成. 杭州:浙江科学技术出版社,2002.

题词:浙砭传扬

15. 甘笃,杨华元,曾炀. 现代针灸器材与特种疗法. 北京:中国古籍出版社,2004.

题词:现代针灸器材与特种疗法

16. 程洪峰,程凯. 耳穴临床应用. 北京:中国中医药出版社,2005.

题词:耳穴临床应用图卡

17. 何广新. 中外奇穴精要——特效奇穴临床应用. 北京:北京科学技术出版社,2005

题词:特效奇穴临床应用

18. 张吉. 经脉病候辨证与针灸论治. 北京:人民卫生出版社,2006.

题词:辨证精良

19. 严冰. 淮阴中医. 北京:中医古籍出版社,2007.

题词:淮阴中医

20. 殷克敬. 针灸时间医学. 北京:人民卫生出版社,2007.

题词:针医通易

21. 郭新志.儿童脑性瘫痪综合诊治与康复.北京:科学出版社, 2007.

题词:继承创新弘扬中医　脑瘫康复造福人类

22. 王宏才,马方,翟煦.七招遏制糖尿病.西安:西安交通大学 出版社,2010.

题词:糖尿病的根源与应对策略

23. 杨金生,王兵,王晓红.单穴治病一针灵.北京:化学工业出 版社,2010.

题词:单穴治病一针灵

24. 赵寿毛、赵苏阳.黄竹斋针灸医案选编.北京:中国中医药出 版社,2010.

题词:黄竹斋针灸医案选编

25. 李志刚.穴位养生方.北京:中国轻工业出版社,2010.

题词:只要精诚动世间　何愁针砭不达情

三、著作作序

　　程莘农作为针灸界的名医、院士,许多著者邀请为其作序,从序言 中也可以探究其对针灸及相关理论的学术观点。如在《中国经络文 献通鉴》序中所说:"经络理论……对人体生命科学乃至整个自然科 学的研究都具有重大的科学价值",可以看出程莘农对经络理论和对 针灸文献学研究的重视。《针灸心传》作序中可以看出程莘农对以中 医理论为指归进行国际针灸教学的呼吁,正如序中所说:"诚乃昌明针 灸学术之大道也"。在《百症针灸用穴指南》作序中所说:"论经络而 不舍腧穴,论腧穴而不离理论,这种经与穴的结合论述方法,对于发展 针灸科学有其重要的意义。依按经络学说的主要内容,还应包括病候、 某经发病,就反映出某经病候,然后就用某经腧穴治疗,经络、腧穴、病候三者是密不可分的,因此研究经络,必然要研究腧穴,研究腧穴也就必然研究病候",体现了程莘农对腧穴、病症研究在经络研究中的重视。他还重视经脉病候在针灸临床辨证论治的作用,尤其十二经脉辨证和奇经八脉辨证,正如他在《经脉病候辨证与针灸论治》序中多说:"虽然针灸已有几千年的发展史,积累了丰富临床经验,但在辨证论治体系上尚未完整,特别是对经脉病候及其论治尚感缺如。"同时,程莘农也注重针灸手法的应用和研究,如在《实用针灸手法学》作序中所说:"针灸治病的效果,影响因素很多,但最终取决于操作方法"。此外,程莘农对奇穴研究非常重视,主张奇穴研究不应脱离文献研究,并与临床验证结合,正如在《中国奇穴疗法》序中所说:"研究奇穴是针灸学术界不可回避的历史任务,需要长期进行。特别是对奇穴治病的一些奇特效果,如二白治痔疮、四花治痨瘵、肘尖治瘰疬等。奇穴疗效的研究要先易后难,逐步深入,通过对文献的研究,再配合现代科学的研究,才能确切了解奇穴之治疗作用及其相对特异性。"总之,程莘农对各书籍著作的作序也是学术思想研究的重要资料,现选录如下。

(一)《中国经络文献通鉴》序

经络学说是祖国医学的重要理论基础。它不仅对中医的生理、病理、诊断、治疗及养生、导引、气功具有重要的指导意义,是针灸学的主要组成部分,而且对人体生命科学乃至整个自然科学的研究都具有重大的科学价值,经络研究已被国家科委列为"八五"期间几个重大自然科学基础理论研究课题之一。当前,国际上"针灸热""中医热"方兴未艾,对经络的研究也日益成为世界瞩目的热门课题和竞争目标。国内外学者也迫切需要一本能提供"正宗的"经络学说的历史渊源,详细的记载经络学说的组成、生理、病理,各组成成分的循行分部及在诊断、治疗各方面应用的、保持历史真实原貌的工具书。这类书目前在国内外尚未见到。为满足国内外的这一迫切需要,并为国家经络标准化方案研究工作做好前期准备,中国针灸学会经络研究会和中国中医研究院针灸研究所组织全国有关专家编写了这本经络研究的重要工具书——《中国经络文献通鉴》。它上迄马王堆汉墓出土帛书，下至晚清民国之前，凡有关经络内容的片言只语，靡不收采，资料来自百余部经典著作、经络专书和古代名著中有关经络的章节，搜罗宏富，编排有序。它是国家经络标准化方案研究工作的重要基础和组成部分，它的成书不仅为国内外学者提供了一部内容丰富、系统全面、图文并茂的古代经络文献原始资料，而且也填补了国内外针灸文献学研究方面的空白，适应了国内外对经络学说诸多问题的了解和研究的迫切要求，对确立和保持我国在国际经络研究方面的主导地位有重要意义，具有重要的科学价值和重大的社会效益。

程莘农

（邓良月．中国经络文献通鉴．青岛：青岛出版社，1993．）

（二）《百症针灸用穴指南》序

滑伯仁发挥十四经的主要特点是论经络而不舍腧穴，论腧穴而不离理论，这种经与穴的结合论述方法，对于发展针灸科学有其重要的意义。依按经络学说的主要内容，还应包括病候、某经发病，就反映出某经病候，然后就用某经腧穴治疗，经络、腧穴、病候三者是密不可分的，因此研究经络，必然要研究腧穴，研究腧穴也就必然研究病候。

全建庭同志，从事中医针灸教学工作，有鉴于斯，对十四经全部腧穴，以及常用的奇穴，汇集古今有关书籍，将每一腧穴的主治分类详加探讨，然后再按其主治分类，从临床应用实际出发，达到辨证用穴，以知脏（腑）不失其理，以及对腧穴刺灸方法，亦注重之，故本书命名为《百症针灸用穴指南》，内容丰富新颖，既可以作临床之助，又可以为研究经络学说提供一份宝贵的资料，定能有益于广大读者，故乐为之序。

壬申重阳节淮阴　程莘农于暗香楼

2002.12.13

（仝建庭．百症针灸用穴指南．北京：中国古籍出版社，1993．）

（三）《针灸临床妙用》序

砭（针）、灸，是我国发明最早的治病方法，俗语有"一针二灸三吃药"之称。这种治疗方法，可以单用，可以合用，合用之就名为"针灸"。

上古时代，经过劳动人民亿万次医疗实践，历代名医家又不断发展，逐步成为中医学重要组成部分。现在针灸治疗疾病范围越来越广泛，应用的方法越来越增多。据中华人民共和国成立 35 年间大量临证治疗表明："针灸已能应用于内、外、妇、儿、五官等科病证达 300 种左右，而其中约有 100 种病证，单纯用之，不需配合中、西药物，即可奏效。由于这种疗法，既无药害，又很简便，近来更受到国际人士的重视，已有 100 多个国家在医疗中应用！"

其伟、淳宜两位同学，针灸硕士学位获得后，通过多年国际针灸教学临床工作中的经验积累，择其要者写成《针灸临床妙用》一册，内容以实用为主，期以推广针灸学术治病解答，我极为赞同，然则运用之妙，存乎其人，故略陈己见于其端！

程莘农

一九九一年国庆节于暗香楼

（郑其伟，钱淳宜．针灸临床妙用．北京：中国医药科技出版社，1995.）

（四）《中国奇穴疗法》序

针灸学是中国医药学的重要组成部分，它是研究如何运用针刺和艾灸等方法以防治疾病的一门学科，几千年来深受广大人民的欢迎。中华人民共和国成立以后，在中国共产党和人民政府的重视下针灸医学得到了前所未有的普及与提高，受到国际医务界的广泛注意和高度评价。

20 世纪 80 年代中后期，全国各地曾有不少针灸著作出版，包括对过去的一些古代针灸医籍的再版，如《针灸大成》《针灸资生经》《铜人腧穴图经》等；亦有新编的《中国针灸学》《中国针灸大成》《新编中国针灸学》等。然而对于针灸经外奇穴方面的研究和论著,相对就较少。

胡兴立医师自20世纪60年代初拜周相堂老师学习中医针灸;后到北京工作,至今从事针灸已35年,对中医理论及针灸临床理论与实践均有一定水平。最近他将历经近10年编写成的《针灸奇穴疗法》一书请我作序,当我了解该书的内容及编写过程后,欣然命笔。

《中国奇穴疗法》一书的问世,是对针灸学术领域做出的贡献,因研究奇穴是针灸学术界不可回避的历史任务,需要长期进行。特别是对奇穴治病的一些奇特效果,如二白治痔疮、四花治痨瘵、肘尖治瘰疬等。奇穴疗效的研究要先易后难,逐步深入,通过对文献的研究,再配合现代科学的研究,才能确切了解奇穴之治疗作用及其相对特异性。

《中国奇穴疗法》一书,弥补了目前针灸奇穴书籍的不足,也为奇穴的文献收集、研究和临床验证提供了一定的方便。该书选编入古今奇穴近700,每穴下分列取穴与定位、解剖位置、主治病证、刺灸法、文献摘录等项。

该书的另一特点是重视针灸临床实际需要;如在上卷将奇穴分编为三类即:常用奇穴、备用奇穴、附录奇穴。在中卷还按中西医结合的理论编入内、妇、儿、外、皮肤、传染、骨伤、口腔、五官等各科常见杂病证400余种,每种病证分别按奇穴、经穴、穴位注射、艾灸、皮肤针、皮内针、针刀、电针、贴敷、中西药等进行治疗,特别适用于中、基层医生参考,也可用作奇穴检索的工具书。

下卷编入十四经穴标准定位,并附彩图。图谱的经穴、部分奇穴采用人体模特进行彩色摄影,更加方便新老针灸学者的参考。附卷选编入国内外关于对针灸治病机制的理论研究,对耳针、针麻的理论研究也选编入一部分。

我深信,本书的出版不但有助于推动奇穴的研究工作,而且更重要的是为针灸临床工作者和针灸教学工作者提供了详细的参考。

程莘农

1998 年 1 月于北京

（胡兴立 . 中国奇穴疗法 . 北京 : 学苑出版社 , 1998 年 .）

（五）《针灸心传》序

立山同道, 专攻中医针灸有年, 已编成《针灸心悟》一书问世, 深受学者赞许! 兹复整理心得成篇, 续成本书, 命名为《针灸心传》, 堪称羽翼佳作!

针灸科学, 一以中医理论为指归。此书之作, 虽属经验心得, 但实践与理论并重, 旨在继承发扬, 整理提高, 余甚以为然, 知流穷源, 诚乃昌明针灸学术之大道也。立山在国际针灸教学中, 传播交流, 亦能贯彻本意, 多为国外学者所乐同, 因志数语, 以代序言。

程莘农

（高立山 , 高峰 . 针灸心传 . 北京 : 学苑出版社 , 2003.）

（六）《实用针灸手法学》序

针灸是我国古老的医疗方法, 对许多病症有着独特的疗效, 近代被列入世界医学范畴, 为许多国家所采用。针灸治病的效果, 影响因素很多, 但最终取决于操作方法, 因此历代医家对针灸手法的应用和研究十分重视。

针法灸法首见于《内经》, 如《黄帝内经素问》针解、离合真邪、宝命全形、刺志论和《黄帝内经灵枢》九针十二原、官针、终始、宫能、邪客、邪气脏腑病形等篇, 分别论述了机制和具体操作, 初步形成了针法灸法学, 为后世所遵循, 历代相传, 不断充实。至元明时代, 更多创新, 统计当时针灸之法, 不下百种, 可谓盛极一时。虽历代医学对针法灸法的理论和操作见解不同, 但对它们的重视则是一致的。近 50 年来, 随着针灸学的发展, 对针灸手法的应用与研究也不断地深化,不仅从临床治疗中观察各种针灸手法的疗效,而且开展了人体和动物的实验研究。可以预期不久的将来,针灸手法当能获得更迅速的发展与提高。

然而古今针灸著作繁多,目不暇接,古代医籍辞简意奥,难以领悟精髓,今世大作其大而全者,亦难得其枢要,而专论群书仅能窥其一斑。鉴于此,伦新诸君以科学求实的态度,结合近20年的实践和领悟,本着全面、精简、实用为宗旨,编写了这部《实用针灸手法学》,试图继承发扬中国传统医学中这一独特的治疗技巧,以供针灸临床及学习者参考之用。相信该书的出版,对提高针灸手法的操作和疗效,将起到积极的作用。

几千年来中国针灸,对中华民族的健康繁荣起到了重要作用,今后殷切希望针灸为世界人民的健康、幸福作出更大的贡献。

中国工程院院士　程莘农

(伦新. 实用针灸手法学. 北京:人民卫生出版社,2004.)

(七)《承淡安针灸经验集》序

尝忆先生当年,讲经论典,群医毕集,针灸绝学,倡于金陵,真为至贤至神也! 后世承门众哲,或大江南北,或越洋海外,针道昭彰,光耀岐黄,又为至精至深也!

嗟乎! 先生生平淳朴谦和,勤奋自立,博采中西,游学千里,复兴针灸,莫可越遏。然云蒸龙变,得大伸其志之时,驾鹤西去。令我增无数悲念,生无穷感喟矣。先生之蕴奥,即可不加记录,而令其湮没乎哉! 南京中医药大学诸学者,三历寒暑,特为搜辑,撰释甚众,将欲刊布,命名为《承淡安针灸经验集》,叙述名德,传其贤能,微辞奥旨,诸书众说,其意盖欲令后人穆然起尊贤之情,为之纲纪,以贯通耳,故多本原理,悉述心法,以归画一,但求其道。念承淡安先生研究之梓行,扬其及致,遍达九州,必告慰先生也!

冥冥虽远,思想长存。

由衷欣慰,谨书此文,权以为序。

公元二〇〇四年甲申六月,序于北京暗香楼

(项平,夏有兵.承淡安针灸经验集.上海:上海科学技术出版社,2004.)

(八)《经脉病候辨证与针灸论治》序

金元名家窦汉卿云:"却病之功,莫捷于针灸"。几千年来,针灸技术,验之于临床,运用得当,深具疗效。余经50多年临床验证,确有起死回生之功,(益蜀)陈疴于顷刻,是我国医疗技术之珍宝。当今针灸技术已引起世界的重视,形成了针灸热潮,风靡海外,遍布宇寰。这也给我们提出历史责任,不断提高针灸技术,完整其自身体系,才能适应科学的飞速发展。虽然针灸已有几千年的发展史,积累了丰富临床经验,但在辨证论治体系上尚未完整,特别是对经脉病候及其论治尚感缺如。今有北京中医药大学张吉教授、博士生导师,经过十余年的潜心研究,几经寒暑,数易其稿,终于完成十二经脉、奇经八脉的辨证论治及针灸论治体系,理、法、穴、术俱全,填补了针灸辨证论治的空白,余读之,深受鼓舞,故愿为作序,以表祝贺。

中国工程院院士

程莘农

(张吉.经脉病候辨证与针灸论治.北京:人民卫生出版社,2006.)

(九)《针灸学表解》序

《针灸学表解》从教学出发编写,切合实用,以简洁的表格形式对针灸学中的相关、相似的内容进行对比介绍,并从纵向、横向的角度进行分析比较,使读者能够辨别和领悟针灸理论中的异同,注重创新并具有较高的学术价值。

中国工程院院士

程莘农

(李瑞.针灸学表解.北京:北京科学技术出版社,2006.)

（十）《针刀临床治疗学》序

我参加了世界中医药学会联合会针刀专业委员会成立大会，在会上我提出，过去针刀疗法人们往往叫小针刀，我建议把小字去掉了，叫针刀疗法，针刀疗法多好听。咱们不小了，要大了，大的要走向世界了。我认为，针刀疗法是九针当中的砭针发展而来的。如今，国家已正式鉴定成为针刀医学。然汉章却驾鹤西归，幸众多针刀弟子，继承师业，为针刀事业前赴后继，令吾信心倍增，针刀事业发展有望。

针刀医学作为一门新的医学学科，需要广大针刀医学工作者不断的深入研究，在临床上广泛应用，扩大适应证范围，全面发展，不断对其理论进行完善。为避免针刀手术失误，针刀的规范化操作尤为重要。朱汉章教授的两位学生吴绪平教授、张天民副主任医师组织全国的针刀专家，撰写了《针刀临床治疗学》一书，对针刀医学理论进行了深入浅出的阐述，针对针刀闭合性手术如何定点定位，提出了针刀整体松解的新思路。希望本书对针刀操作的规范化和针刀医学健康发展起到积极的推动作用，吾倍感欣慰，故乐以为序。

中国工程院院士

程莘农

（吴绪平，张天民.针刀临床治疗学.北京：中国医药科技出版社，2007.）

（十一）《儿童脑性瘫痪综合诊治与康复》序

"创新"是当今 21 世纪点击率最高的词汇，没有创新就没有发展，只有坚持在继承的基础上创新，才能求得新的发展。不但是这样一个学科的发展，而且全社会的发展更是这样。创新已成为当今社会的主旋律。

脑瘫是当今国内外医学界公认的难治之症，也是社会公认的不治之症。历代中西医专家倾注了大量的精力和心血，对脑瘫病进行了深入而广泛的研究，取得了可喜的成果，使许多脑瘫患儿父母看到了新的希望。

全国人大代表、全国劳动模范、山西省残联副理事长、国务院政府特殊津贴专家、中国十大女杰、山西省政协常委、农工党山西省委副主委、山西省脑康复医院院长郭新志主任医师,从跟随头针先驱焦顺发先生治疗脑血管病开始,潜心研究,向脑瘫这一灾难性的医学难题展开了不懈的探索,经过 20 多年的艰难跋涉,使博大精深的中国传统医学与现代康复医学有机地结合起来,创新出一套综合治疗小儿脑瘫的医学体系,取得了丰硕的成果,大大提高了脑瘫儿的生活质量,并多次举办国内外学习班,培养了几十个国家的专业脑康复技术专业人才。

《儿童脑性瘫痪综合诊治与康复》一书,融郭新志主任医师的临床经验和体会,汇集了古今脑瘫诊治康复之技术,是从事脑瘫康复医学专业技术人员不可多得的优秀教科书。

我们相信,《儿童脑性瘫痪综合诊治与康复》一书的出版,必将有益于中医养生康复学的发展,有利于中医养生康复技术在现代脑康复中的推广应用,同时,有助于全社会更多的人来关心和重视残疾人事业和相关医学的发展,会有更多中医养生康复医学专家为构建新的"和谐"小康社会做出更大的贡献!

程莘农

(郭新志 . 儿童脑性瘫痪综合诊治与康复 . 北京:科学出版社,2007.)

四、政协履职

程莘农院士作为中国人民政治协商会议第六、七、八届全国委员会委员,他利用一切机会,不仅为针灸呼吁,同时还关注中医、中药;不仅关注中医药,还关注民族医药的发展;不仅为中医研究院的发展而呼吁,还为全国各地中医药的发展而呼吁;不仅关注医药卫生事业,还肩负使命,关注民生,关注社会的发展,履行职责,建言献策,贡献自己的力量。

（一）关注医药卫生事业

中国人民政治协商会议第六届全国委员会第四次会议时程莘农提出了"关于为振兴中医事业，建议有关领导部门切实办好'吴鞠通医院'"的提案，建议在温病大家吴鞠通故乡江苏省淮阴市办好中医医院。

中国人民政治协商会议第七届全国委员会第一次会议时程莘农提出了"请明确办理私立各类学校讲习班条例"的提案，鉴于当时社会提倡和鼓励社会力量集资办学，捐资办学，以加快我国教育事业的发展，建议明确办理私立各类学校讲习班条例，保证中医药私立办学的质量。

中国人民政治协商会议第七届全国委员会第二次会议时程莘农提出了"请国务院扩建中国中医药研究院"的提案，建议继国家中医药管理局的建立，扩建中医研究院，做好中医药科研工作，加强中医药发展。

此外，程莘农还提出了"请国务院给予中药特殊优惠"的提案，鉴于中药生产周期长、野生动物药材稀少、种植生产地域性强、生产储备计划性亦很强等特性，对中药资源的合理开发和利用缺少应有的计划性，对中药的种植、生产缺少应有的扶持，中药生产更是资金缺乏、设备陈旧、技改缓慢、科研落后，很多地方的药材生产、储备设施和卫生条件等均有所下降等问题，建议国务院提请有关部门认真考虑对中药采取产业倾斜政策，给予中药优惠待遇。

中国人民政治协商会议第七届全国委员会第四次会议时程莘农提出迅速落实"经络研究"的项目计划案，面对着日本等多家对经络研究的重视的严峻国际挑战，建议尽快落实。

中国人民政治协商会议第七届全国委员会第五次会议程莘农提出了"关于健全全国中医药管理机构"的提案，鉴于在国家中医药管理局成立后，相当部分的省、市没有相应的中医药管理机构，影响全国中医药工作开展的现状，请求国务院继续重视中医药工作，采取强有力措施加强国家中医管理局的职能工作，理顺全国中医药管理体制，并在人力、财力各方面切实迅予落实，使我国的中医药事业能够更快地、更加健康、蓬勃地发展。

中国人民政治协商会议第八届全国委员会第一次会议时程莘农提出了"请首都规划委员会将广安门医院病房楼南待征土地拨给医院"的提案,为医院争取更多的扩建用地;此外,他还提出"加强中药新药的研究与开发"的提案,鉴于我国药品创制能力的薄弱,建议加强中药新药的研究与开发,把大力开发中药新药作为我国医药卫生工作的一项重大战略决策,以利充分发挥中医药的优势等。

中国人民政治协商会议第八届全国委员会第二次会议时程莘农提出了"请进一步支持回族医学理论的抢救工作"的提案,呼吁请进一步支持回族医学基础理论研究抢救工作,协助克服其前进中的困难,以促进回族医学的发展,有助于与伊斯兰世界医药文化交流及合作。

中国人民政治协商会议第八届全国委员会第三次会议时程莘农提出了"关于请国务院将国家医药局归口于卫生部统一管理"的提案,鉴于药医分离,管理机制不明确的现状,建议国务院研究"药"的重要性,将国家医药管理局归口于卫生部统一管理、协调,以利民生。

(二)关注社会发展

中国人民政治协商会议第六届全国委员会第四次会议时程莘农提出了"关于请北京市政府继续加强改善市内公共交通"的提案;中国人民政治协商会议第六届全国委员会第五次会议程莘农提出了"关于请北京市卫生主管部门加强督导管理市区公共卫生"的提案;中国人民政治协商会议第七届全国委员会第一次会议程莘农提出了"请国务院、财政部迅速努力消灭国家财政赤字""请党中央积极发挥全体党员在四化建设中起先锋模范作用""提高国务院各部门工作效率"的提案;中国人民政治协商会议第七届全国委员会第三次会议程莘农提出了"国家各级领导部门在调查访问中,应轻车简从、克服官僚作风和建议北京市政府组成军警联合执法纠察队"的提案;中国人民政治协商会议第八届全国委员会第三次会议程莘农提出了"请全国政协制订加强'民主监督'有力措施"的提案。

48